名医に聞く健康法

中央公論新社 編

838

中公新書ラクレ

天皇と国民を結ぶ和歌

中公新書ラクレ

名医に聞く健康法◎目次

誤嚥性肺炎も認知症も予防する
「歯みがき＋α」習慣

中高年ならではの口腔トラブル
清潔であること＋潤いキープが重要

私の健康法　歯科医の歯ぎしり

歯科　田沼敦子

図表作成・本文ＤＴＰ／市川真樹子

名医に聞く健康法

「認知症」と「老人性うつ」
症状の違いを知って対策を

和田秀樹

老年精神医学
和田秀樹こころと体のクリニック院長

「風呂に入りたがらない」「物忘れが多い」。こんな症状が見られるようになったら、「認知症」を疑ってしまうかもしれないが、「老人性うつ」の初期症状でもあるという。高齢者がかかる2つの脳の病気をどう見極め、対処するのか。多くの高齢者を診る精神科医が解説する

和田秀樹　わだ ひでき

1960年大阪府生まれ。東京大学医学部卒業。精神科医。現在、和田秀樹こころと体のクリニック院長。高齢者専門の精神科医として、30年以上にわたって高齢者医療の現場に携わる。『80歳の壁』『80歳の超え方』『ぼけの壁』『不老脳』など著書多数

しあわせな老後の壁

高齢者がかかる2つの脳の病

年を重ねれば、ほかの臓器と同じように脳も衰えていきます。超高齢社会において、脳の老化現象である「認知症」が増加するのは必然といえるでしょう。厚生労働省によると、65歳以上の認知症患者数は2020年で630万人、25年には730万人になると予測されています。

実は、同じく脳に起因する病気で多いのが「老人性うつ」です。65歳以上の高齢者のうつ病発症率は若い人よりも高く、抑うつ気分の人も含めれば300万人はいると私は推測しています。高齢者の人口が3640万人（21年）であることから、患者数の多さがおわかりいただけるのではないでしょうか。70歳を過ぎたら、この2つの脳の病に見舞われる可能性が少なくない。どう防ぎ、どう乗り越えるかが、高齢期を幸せに過ごすための鍵になってきます。

そもそも、認知症と老人性うつは、まったく違う病気で、治療も対処法も異なるのですが、あまり知られていません。「なんとなく元気がなく、一日中ボーッとしている」といった初期症状が似ていて見分けるのが難しく、医者でさえ誤診することがあるほどです。

私は高齢者専門の精神科医として30年以上、患者さんに接してきました。その経験をもとに、2つの病気の特徴と早期発見のポイント、治療法、予防法についてお伝えしていきましょう。

認知症になっても人生終わりではない

似ているようで異なる認知症と老人性うつの特徴について、順に説明していきます。

まず認知症とは、脳の変性により認知機能が低下し、生活に支障をきたしている状態のこと。なかでも約6割を占めるといわれるアルツハイマー病は、異常なタンパク質が脳内に蓄積し、神経細胞が死滅して、脳が萎縮していく病気です。

「認知症になったら家族の顔もわからなくなり、人生終わりだ」――世間にはそんな誤解もあるようですが、現実は違います。老年性の認知症の場合、脳の萎縮や認知機能の低下は発症の10年、20年前から始まり、発症後は10年ほどかけてゆっくり進行するのが一般的。急に何もかもわからなくなるわけではありません。

また、認知症になると「徘徊する」「暴れる」というイメージを持っている人もいるでしょう。確かに、一人で出かけて迷子になるケースはよくありますが、徘徊する人はごくわずか。暴れる、叫ぶといった問題行動は、原因があってのこと。通常は、認知症が進むにつれ、むしろおとなしくなる傾向があるのです。

では、認知症はどのような過程を辿《たど》るのか。進行には個人差がありますが、一般的には「記憶障害」から始まります。特に新しいこと、直前の出来事が覚えられないので、同じことを何度も質問したり、探し物をすることが増えるのです。それでも判断力や思考力などの知能は保たれ、普通に暮らせる状態が3年から5年続きます。

次に表れるのが、今何時頃か、自分はどこにいるのかという時間や場所の感覚がなくなる「見当識障害」。続いて、人の話を理解できない、料理の手順がわからないなど「理解力障害」が目立ってくる。末期には長期記憶が失われ、家族の顔や名前も忘れ、会話が成り立たなくなります。

残念ながら、現時点では認知症を根本的に治す方法は確立されていません。アルツハイマー病の治療薬として使われるアリセプトは、症状の進行を多少遅らせる効果はあるものの、すでに発症した症状を治すことはできないのです。

ですから、進行を遅らせるためには、認知症は早期発見・治療が望ましいでしょう。精神科や神経内科では、認知症が疑われる患者に対してはＭＲＩやＣＴによる画像診断を行い、脳梗塞の有無、記憶の中枢である「海馬」を中心に脳が萎縮していないかを見ます。

そして診断の上で重要なのが問診。近年よく使われるのは、会話の様子から認知能力を評価する方法（次ページの表）です。

たとえば「今日は何曜日ですか？」の質問に、「何曜日かな？　まあ、毎日が日曜日

認知症患者にみられる15の会話の特徴

2016年に考案された「日常会話式認知機能評価」(CANDy)は、日常会話から認知機能を評価するテストです。会話の特徴と、その出現頻度から認知症のレベルを評価します。以下の特徴に多く当てはまるほど、認知症である可能性が高くなります

❶ 会話中に同じことを繰り返し質問してくる

❷ 話している相手に対する理解があいまいである

❸ どのような話をしても関心を示さない

❹ 会話の内容に広がりがない

❺ 質問しても答えられず、ごまかしたり、はぐらかしたりする

❻ 話が続かない

❼ 話を早く終わらせたいような印象を受ける

❽ 会話の内容が漠然としていて具体性がない

❾ 平易な言葉に言い換えて話さないと、伝わらないことがある

❿ 話がまわりくどい

⓫ 最近の時事ニュースの話題を理解していない

⓬ 今の時間や日付、季節がわかっていない

⓭ 先の予定がわからない

⓮ 会話量に比べて、情報量が少ない

⓯ 話がどんどんそれて、違う話になってしまう

みたいなもんですよ」と、質問に答えず、はぐらかす。これは認知症の1つの特徴です。

今できることを続けることで脳が鍛えられる

もし、あなたの親や家族が認知症と診断されたら、その後の**進行を食い止める最も効果的な方法は、生活を変えず、今できることを続けてもらうこと**。高齢になるほど、体も脳も使わないと衰えるのが早いからです。料理や洗濯などの家事、孫のお守り、趣味、友人との交流など、できることは継続してください。それが脳を鍛えることになります。

また、物忘れや失敗に対して怒ったり否定したりせず、笑顔で接して安心させることが大切。本人にしてみれば、人から責められるとプライドが傷つき、腹も立つ。それが、暴れる、叫ぶ、家を飛び出す、といった問題行動につながります。できるだけストレスを与えず、機嫌よく過ごしてもらうことが、結局お互いにとってラクなのです。

「食欲がない」「明け方に目が覚める」、2つ揃ったら

一方、うつは、ストレスにより脳の神経細胞が傷つき、神経伝達物質「セロトニン」の分泌量が減ることが主因と考えられます。

そもそも、年齢とともにセロトニンは減少していくもの。そのうえ、たとえば配偶者やペットの死、自身の病気などのつらい経験や、引っ越しなどの環境の変化、あるいは経済的な不安などにより大きなストレスがかかると、それが引き金となって「老人性うつ」を発症するケースが多いのです。

うつは、こじらせると最悪の場合は自殺に至るおそれもあり、とても怖い病。ですが高齢者の場合、本人も周りも気づきにくいのが問題です。若い人なら、精神的な落ち込みや、食欲減退、不眠などが続けばうつを疑うでしょう。しかし、老人性うつの場合、若い人に比べて心理的な症状の訴えは少なく、むしろ頭痛、腰痛、動悸《どうき》など身体の不調を訴えるケースが目立つことが特徴。それらの症状に加えて、**不眠や食欲減退は「年のせい」と見過ごされがち**です。

老人性うつの症状は、認知症とも似ていて、「風呂に入らない」「物忘れが多い」といった変化は、いずれにも見られます。実際、認知症を疑って受診し、うつの診断を受ける人も。

老人性うつは早期治療で8割回復

われわれ専門医が、**認知症と老人性うつを見分けるポイントは、「いつ症状が始まったか」**です。

認知症の場合は、「おそらく2～3年前」などはっきりしないことが多いのですが、「今年の春から」「昨年のクリスマスを境に」など、本人や家族が発症の時期をはっきり把握している場合は、うつの可能性が高い。**短い期間にさまざまな症状が表れるのがうつの特徴**です。また、うつの人は、自分を責めたり罪悪感を覚えたりして、とてもつらそう。中期以降の認知症の人はニコニコしていることが多く、大きく違う点です。

さらに私が診察で聞くのは、食欲と睡眠について。**「食欲減退」と「早朝覚醒（明け**

老人性うつの初期症状の例

自覚症状

- やる気が出ない
- 集中できない
- 物忘れが増えた
- 疲れが取れない
- 不安な気持ちが続く
- 物事に興味がわかない
- 眠れない（朝早く目覚める）
- 食欲がない
- 頭痛や肩こりなど、体の痛みがある

周囲が感じやすい症状

- いつもだるそうにしている
- 表情が暗い
- 反応が遅い
- 口数が極端に少なくなった
- 部屋に閉じこもっている
- 寝てばかりいる
- 涙もろくなった
- 着替えをしなくなった
- 化粧をしなくなった
- 入浴しなくなった
- 好きなテレビ番組さえ見なくなった
- よく出かけていたのに、出かけなくなった
- 飲酒量が増えた
- 自分を責めてばかりいる

方に目が覚める）」の2つが揃ったら、うつを疑います。

認知症と違って、**老人性うつは適切な治療によって治る病気**です。そのため、早期発見・治療が何より大切。というのも、うつの進行によりセロトニンが足りない状態が続くと、脳内の神経が傷んで回復が難しくなるからです。ですから、変化に気づいたら早めに精神科を受診しましょう。問診に時間をかけ、症状をきちんと聞いてくれる良い医者を見極めてください。

老人性うつの治療の基本は薬物療法です。早期であれば8割くらいの患者さんは抗うつ剤で治ります。1年ほどで症状が安定するでしょう。ただ、うつは再発しやすい病気なので、もともとセロトニンが少ない高齢者の場合は、治っても少量の薬を飲み続けるのが原則です。なお、認知症と老人性うつを併発する人もいますが、両方の薬を同時に服用しても問題はありません。

老人性うつの患者は、温かい目で見守ることが大切です。精神状態が悪いときは休養第一ですが、改善してきたら、少しずつ役割を与えるのが良策。**自分が「役に立っている」という思いは、心の回復につながります。**

朝日を浴びて散歩、人づきあいは脳トレ

認知症の進行を食い止め、老人性うつを再発させないために、ひいては、**脳の健康を維持するためにも重要なのが「食事」「睡眠」「運動」**の3つ。

脳の健康には、栄養を十分に、バランスよく摂ることが必要です。特に**積極的に摂るべきはタンパク質**で、なかでも肉がおすすめ。赤身に多く含まれる必須アミノ酸の1つ「トリプトファン」はセロトニンの原料になります。甘い物が好きなら、それもOK。好物を食べるという快体験は、幸福感を高め、免疫力を上げる効果があるからです。

睡眠も大切。脳にたまった老廃物は眠っている間に排出されるので、睡眠が不足するとアルツハイマー病の原因となるとされる異常なタンパク質の蓄積が進むことがわかっています。**6〜7時間の睡眠は確保しましょう**。

ちなみに、良い睡眠をとるためには、朝日を浴びること。朝、太陽光を浴びるとセロトニンが分泌され、それを原料に睡眠ホルモン「メラトニン」が作られるからです。

適度な運動も効果的。私は毎朝30分の散歩を実践しています。上半身も意識して歩けば、脚だけでなく腕や胸の筋肉の神経が刺激され、脳も活性化します。70代になると、筋肉量は20代の半分程度に減りますから、転倒や寝たきり生活を防ぐうえでも運動は不可欠です。

最後に、**人づきあいは最高の脳トレ**になります。相手の言葉を理解し、瞬時に適切な返事をすることは、脳のさまざまな部位を使う高度な知的作業です。社会的接点が多いほど認知症のリスクが低いというデータもあります。人と会話して孤独を解消することは、うつ予防にもなる。できるだけ外に出て、人と会って話しましょう。日々を楽しく過ごすことは、脳を老けさせない最良の方法です。

老人性うつと認知症 症状の違い

	老人性うつ	認知症
症状の進行速度	短い期間にさまざまな症状が出る。症状の始まりが、はっきりしている	ゆっくり進行する。いつ頃始まったのか、本人も家族もはっきりわからない
食欲と睡眠の変化	食欲障害と睡眠障害が同時に起こることが多い。食欲が減退し、夜中に目が覚める「熟眠障害」や明け方に目が覚める「早朝覚醒」が多くなる	食欲が増す場合が多く、よく眠る傾向がある
自責の念	「自分のせいで周囲に迷惑をかけている」と思う傾向が強く、抑うつ的になる	自覚症状が薄いので、自分を責めるような発言は中期以降はほとんどしない
本人の自覚	認知機能の衰えを自覚し、自分の症状を気にする	自分の症状に無関心なことが多い
記憶障害（物忘れ）	進行はしない。何かのきっかけで突然物忘れが増え、記憶力の衰えに不安を感じることがある	軽度の記憶障害から始まって徐々に進行していく。自覚症状は薄い
質問に対する回答	考え込んで答えなかったり、黙り込んだりして、うまく回答できない	質問に対して見当違いな返事でも堂々と答える。答えられないことは、はぐらかしたり、ごまかしたりする
治療法	早期に発見して治療を開始すれば、抗うつ剤で8割程度治癒する	進行を遅らせることはできるが、治癒することはない

幸福感をもたらす腸のケア

小林弘幸

自律神経研究
順天堂大学医学部教授

なんとなく気分が晴れない、些細なことに苛立つ。これらの心の動きを左右する原因の1つが「腸」の働きであるという。腸の働きと密接にかかわる自律神経の専門医によると「よく嚙み」「よく歩き」「質のよい睡眠をとること」が、上機嫌の近道だという

小林弘幸　こばやし ひろゆき

1960年埼玉県生まれ。順天堂大学医学部卒業。国内初の便秘外来を開設した腸のスペシャリスト。また、自律神経研究の第一人者としてスポーツ選手などの指導にあたる

イライラ、うつうつの原因は「腸」にあり

年齢とともにスイッチの切り替えが鈍くなる

私は日頃、診察でさまざまな患者さんと接していますが、「若い頃よりもイライラしやすくなった」「気分が落ち込みやすい」と訴える60代以降の方は少なくありません。ご自身の体調が万全でなかったり、大切な人を見送る機会が増えたり、この先の生活に不安を感じたりなど、心配事が増える年代ですので、それも当然なのでしょう。

ここ数年続いたコロナ禍は人々の精神面に大きな影響を及ぼしました。自粛によるストレスや運動不足、コミュニケーションの減少などがきっかけで、フレイル（心身虚弱）状態の人が急増したのです。それだけでなく、気分が晴れないとやる気も出ず、うつや認知症のリスクも高まる、という悪循環が起きます。ですから、シニア世代にとっ

て「自分で自分の機嫌をとる」ことは、非常に重要なのです。

こうしたイライラや落ち込みの原因は、社会の状況や自分を取り巻く環境などの外的要因ばかりではありません。実は「自律神経」も影響しています。

自律神経とは、呼吸や血液循環、消化などの生命維持機能を自動的に調節する神経のこと。活動時に優位になる「交感神経」と、休息時に優位になる「副交感神経」が交互に働くことで体を調整しています。

両者がバランスよく働いている状態が心身のベストコンディション。ところが、年齢とともにスイッチの切り替えが鈍くなり、神経自体も老化して、バランスを崩してしまうのです。

では、自律神経が乱れると、気分にどう影響するのでしょうか。次ページの図を見てください。これは「自律神経のバランス」を示したものです。縦の矢印は交感神経、横の矢印は副交感神経を示し、上・右に行くほど強く働いていることを示します。理想的なバランスは右上。交感神経も副交感神経もしっかり働き、内臓の機能も良好。心身ともにベストな状態です。

自律神経のバランス
4つのパターン

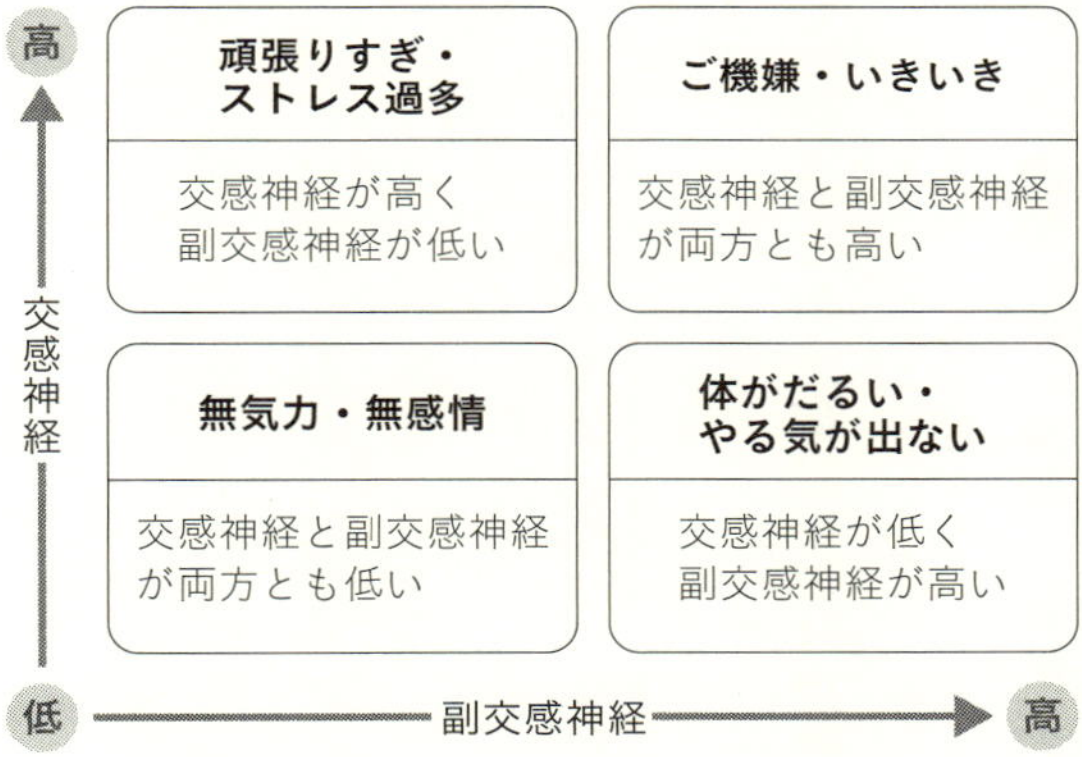

緊張が続くような生活は交感神経が過剰になり、逆に刺激のない生活は副交感神経が過剰になって行動力が低下。どちらも低いと無気力で常に疲れているような状態に

それ以外の3つは、バランスが悪いことを示します。左上はイライラや緊張・不安により交感神経が過剰になっている状態。血管がギュッと収縮し、血圧が上がりやすい。日本人に多いタイプです。

右下は副交感神経が過剰で、活動するのがしんどい、体がだるいと感じます。アレルギーを誘発しやすい状態です。左下が最も危険で、交感神経も副交感神経もレベルが低いため、呼吸が浅く、血流や消化も悪いという状態。ほぼ無気力になってしまいます。「ご機嫌」でいるためには、右上の状態を目指す必要があるのです。

自律神経を語るうえで欠かせないのが腸との関係です。両者は相互に関連しており、腸内環境の悪化は自律神経を乱す大きな原因に。逆に腸内環境が整うと副交感神経の働きがよくなり、自律神経のバランスが整うといわれています。

また、「幸せホルモン」と呼ばれるセロトニンの多くは腸で作られるため、腸内環境が乱れてその分泌量が減ってしまうと幸福感を感じにくくなるのです。つまり「ご機嫌」でいるために腸のケアは欠かせないということです。

「よく噛む」「歩く」で上機嫌を取り戻せる

では、自律神経を整えて機嫌よくいるためのコツを具体的にお話ししていきます。基本は「**食事**」と「**運動**」と「**睡眠**」。**食事はおもに腸内環境を整えることを意識して、食物繊維や発酵食品、セロトニンの原料となるトリプトファンを含む鶏肉を積極的に食**

べましょう。

そして、朝・昼・晩三食きちんと食べ、空腹時間が長くならないこと。おなかが空くと交感神経が優位になり、イライラして食欲が増してしまいます。過食は血糖値の上昇を引き起こし、自律神経の乱れにつながるため、食事は腹七分目を心がけて。

そして**よく噛む**こと。一定のリズムを感じると副交感神経が優位になり、悪化していた血流が改善するので、緊張が解けてストレスも軽減。不安な気持ちを解消できます。また、噛むことで腸を刺激し、消化を助けてくれる、といいことずくめです。

運動も自律神経を整えるのに不可欠。運動をすれば交感神経が優位になり、**運動後は副交感神経が優位になるため、運動習慣は鈍っていたスイッチを切り替えやすくする効果**があります。いつもより遠いコンビニまで歩いたり、エレベーターではなく階段を使ったりするのでもいいでしょう。私は毎日、神社にお参りに行くことを運動の代わりにしています。

睡眠の質も大切です。本来、入眠するときは副交感神経が優位である必要がありますが、ストレスを感じていたり、寝る前にスマホを見たりすると交感神経が優位に。これが自律神経の乱れを引き起こし、睡眠の質を低下させます。寝つきが悪い人は、セロトニン不足や日中の運動量が足りない可能性も。太陽の光を浴びる、寝る前にお風呂で体温を上げておくなど、生活を見直すとぐっすり眠れるようになるはずです。

花を飾りたいと思う自分でいられるか

次に、私が実践していることをご紹介しましょう。まずは部屋の「整理整頓」です。はじめは面倒に思うかもしれませんが、片づいたあとの爽快感、達成感はモチベーションをぐんと上げてくれます。先日、教授室をきれいに整理したところ、やる気がみなぎってきました。部屋を片づけて「花の一輪でも飾ろう」と思えたら、自律神経のバランスが整っている証拠。**環境を整えると心に余裕が生まれ**、**自律神経も安定**しますので、ぜひ取り組んでみてください。

次に、**人間関係の見直し**。若い頃は多くの人から学びを得る時期ですからある程度のつき合いは必要ですが、シニア世代ともなればストレスを感じるつき合いを無理にする必要はありません。これからは本当に大切な人とのつき合いの中で、ご機嫌に過ごすことが大事なのです。

そして、**新しいことへの挑戦**。私は英語の学び直しをすることにしました。イギリスの病院に勤務していた時期もあり、英語ができないわけではありませんが、今あらためて学び直すことにワクワクしています。この「ワクワク感」は、自律神経を活性化させるのに大変効果的。「もう年だから」と尻込みせず、今日が人生でいちばん若いわけですから、挑戦しないのはもったいない。

ほかにも、毎日の暮らしの中でできる、自律神経を整える習慣をいくつかご紹介します。楽しみながらやってみてください。

上機嫌ですごすための5つの習慣

1 午前中は頭を使い、午後はルーチンワークを

自律神経の動きに合わせて行動すると無理なく過ごせます。午前中は交感神経が優位になるため、集中力も高まり活動的に動ける時間帯。考える仕事や頭を使うことは午前中を活用するのがよいでしょう。

交感神経はお昼をピークに夕方に向かって鎮静していくので、午後は掃除や買い物などのルーチンワークに充てる。

2　心休まる空間を持つ

自分が居心地がいいと思える環境を持ちましょう。お気に入りのカフェや気持ちのいい近所の公園、趣味の場などでしょうか。そこに行くことでモチベーションが上がるスイッチになります。家の中を好みのインテリアで整えるのもよいでしょう。

3　「ホワイト刺激」で幸せホルモン分泌を促す

かわいい動物とのふれ合いは「ホワイト刺激」と呼ばれ、オキシトシンやセロトニンなどの幸せホルモンを分泌させます。交感神経が過剰な人はとくに、ホワイト刺激を増やしましょう。動画や写真集を見るだけでもセラピー効果があります。

逆に、心が痛むような「ブラック刺激」は血管が収縮して呼吸が浅くなるので、見ないに越したことはありません。

4　3行日記でご機嫌を取り戻す

日記には自律神経を整える不思議な効果があります。おすすめは、1日の終わりに3行日記を書くこと。

1行目は今日いちばんストレスを感じたこと。

2行目は今日いちばん感動・感謝したこと。

3行目に明日の目標。

スマホやパソコンではなく、手書きでノートに書くほうが効果的です。もやもやした気持ちのデトックスになり、ご機嫌習慣につながります

5 ワンツー呼吸とタッピング

緊張を解きほぐすのに「呼吸」や「タッピング」が大変効果的です。

私が提唱するのは、吸う息と吐く息の長さを「1：2」にするワンツー呼吸法と、顔や頭を指先でトントンと刺激するタッピング。

ワンツー呼吸は1日3分行うと自律神経のレベルが上がることがわかっています。**タッピングは自律神経が整うだけでなく、腸や内臓の働きもよくなる**のです

ワンツー呼吸

両手で三角形を作っておへそを囲むように、下向きにおなかに当てる。三角形の頂点（人差し指）に空気を送り込むイメージで、「1・2・3」と3秒かけて鼻から息を吸う。小さく口をすぼめ、「1・2・3・4・5・6」と6秒かけて息を吐く。

これを1日1回3分間。慣れてきたら、4秒かけて吸って、8秒かけて吐く。

タッピング

両手の人差し指、中指、薬指の3本で1秒間に2回から3回のリズムでタッピングして。1日1回1分程度でOK。

【頭】頭頂部から首のつけ根に向かって。次にこめかみから側頭部を通って下へ

【顔】ひたい↓眉間↓眉↓目の周り↓頬↓鼻の下↓顎の順に

【手首】手首の内側、指3本分ひじ側にずらした部分をタッピング。手の甲も効果的

私の健康法

帰宅後すぐに家を掃除して自律神経をクールダウン

腸内環境を意識しつつ腹七分目に

自律神経が乱れると免疫力にもっとも影響します。その2つを研究対象としているので、食事や生活習慣、気持ちのうえでも意識していることがあります。まず、食事は1日3食きっちり摂ります。朝食は和食と洋食どちらの場合もあり、和食のときはごはんに味噌汁、納豆、揚げ出し豆腐、海苔など、いわゆる旅館の朝食のようなメニューです。洋食の日は、サラダ、ヨーグルト、フルーツ、カフェオレに、チーズとハムをはさんだパン。日によって若干変わりますが、大体このようなメニューを食べています。

いずれの場合も、納豆や漬け物、ヨーグルトなどの**発酵食品と**、**食物繊維の豊富な野菜をたっぷり摂る**のがルール。免疫機能の約7割を司る腸内環境を整えるには、この2つが欠かせません。朝食を摂らない人もいるようですが、絶対NG。朝食を摂ると体内時計のリズムが整い、血圧や体温が安定し、睡眠と覚醒のメリハリがつき、ホルモン分泌が促されて、免疫力の維持にもつながるからです。

昼食は、大学の学食で定食やカレーを食べています。ただし、**腹七分目**。腸にストレスをかけないためには、満腹にしないことが大事です。

会食が入ることが多い夜は、腹七分目と**21時以降は食べない**ということだけを意識しています。「外食が多いから節制ができない」という人も多いようですが、それは間違い。夜がダメなら、朝と昼で調整すればいいのです。

ちなみに厚生労働省が策定している成人男性の食物繊維の摂取目標量は、1日20g以上（成人女性は1日18g以上）。私のように意識していても、食事から摂れる量は1日8～10g程度です。そこで、「ファイバープロ」という天然由来の食物繊維サプリを1日2本、コーヒーなどに入れて飲んでいます。これで12g程度補える。あわせて「ビビオ」という乳酸菌サプリメントも活用。乳酸菌には優れた整腸作用があり、免疫力を増強することがわかっていますから意識的に摂っています。

間食はヨーグルトやナッツを少しだけ。**ヨーグルトはいろいろな種類**を日によって替えて食べます。多様な菌を摂ることは、腸内環境を整えるために欠かせません。甘い物は好きですが、**糖質はできるだけ控える**のが鉄則です。

最後にお酒ですが、**1日に赤ワイン2杯まで**。ビールや白ワイン、シャンパンは基本的に飲みません。赤ワインに含まれるポリフェノールは、抗酸化作用があるだけでなく、免疫機能を調整する作用もあるのです。

家では1週間にボトルを1本空ける程度。会食のときでも、私は最初から赤ワインです。ほかに飲むなら、焼酎かウイスキーを少々。アルコールには強いほうですが、やはり健康を考えて、量を決め、質を見極めています。

ジョギングは腸を動かすため

朝に1時間、約10kmのジョギングを欠かしません。雨が降っていても毎日走ります。腸は筋肉に保護されているだけの固定されていない臓器ですから、歩いたり走ったりすると、腸が刺激され動きが活発になるのです。

あとは、**夜の帰宅後すぐに家の掃除**をしています。いきなりソファに座ってひと休み、はしません。これは自律神経と関係していて、交感神経が優位な状態から、急激にリラックスし副交感神経が優位になると、その落差が激しすぎて疲れを感じやすくなるからです。**大切なのは、自律神経を徐々にクールダウンさせること**。みなさんも、ダラダラしすぎて疲れるという経験があるのではないでしょうか。リラックスは必要ですが、すぎるとよくない。私はソファに寝転んでダラダラすることもありません。

41度の湯船に15分。質のよい眠りへ誘う

入浴は、毎日41℃の湯船に15分くらい浸かります。夏でもシャワーで済ませることはありません。深部体温を上げると腸も温まり、免疫力を活性化できますし、質のよい睡眠のためにも重要です。また、遅くとも**寝る2時間前までに**

入浴を済ませています。

そして、**就寝1時間前からパソコンやスマートフォンを一切見ません**。夜に来るメールは「悪魔のメール」と呼んでいます（笑）。睡眠時間は約5時間。7時間前後がよいとされていますが、私は5時間でスッキリ目覚めるので、自分には合っているのだと思います。

怒りや妬み、負の感情は体に悪い

「オキシトシン」というホルモンにかねて注目しています。別名「幸せホルモン」と呼ばれるもので、ストレスを緩和し、幸福感を与えてくれる素晴らしいホルモンです。人との交流やスキンシップにより分泌されるのですが、感動することでも出ると言われています。

そこで私は、**美しい自然風景の写真を眺める**ことを日課に。すると心が穏やかになって、ストレスを感じにくくなるのです。ストレスは自律神経を乱す原因であり、免疫力の約3割は自律神経が影響しているとも言われていますから、ストレス発散はとても重要なファクターなんです。

実際、オキシトシンに注目し始めてから、体のコンディションが以前よりよくなりました。怒りや妬みという負の感情は体によい影響を与えません。穏やかに過ごすことも、健康でいるための秘訣です。

さて、このように申し上げると自己管理が行き届いているようですが、なかなか改善できないこともあります。それは仕事に集中しすぎることでしょうか。理想的なのは、45分ごとに休憩をはさみ、一度立ち上がったり歩いたりして全身の血流を促すこと。しかし実際は、2時間くらいデスクワークを続けてしまうことがよくあります。

また、肉が好きでときどきすごい量を食べてしまう。以前、8人前の焼き肉を1人で食べたことがあり、苦しくて倒れそうになりました（笑）。何事もバランスが重要なのは言うまでもありません。

「1日1万歩」にこだわるな
認知症予防や高血圧に効く
「インターバル速歩」

能勢 博

スポーツ医科学
信州大学医学部特任教授

50代以上には、科学的効果が証明されている「インターバル速歩」がおすすめだという。万病を遠ざけ、手軽で無理なく続けられる。その方法を第一人者が解説する

能勢 博　のせ ひろし
1952年生まれ。京都府立医科大学医学部卒業。京都府立医科大学助手、米国イエール大学医学部博士研究員、京都府立医科大学助教授、信州大学学術院医学系教授（疾患予防医科学系専攻・スポーツ医科学講座）を経て、現在、同大学医学部特任教授。およそ15年で9700人に運動指導を行っている。著書に『最高の歩き方――やせる！ 若返る！ 疲れにくくなる！』など

10歳若返る歩き方

体力とは、筋力の差

年を重ねて「体力が落ちた」と嘆いている人は多いでしょう。そんな人は、運動を習慣にして、体力を向上させる必要があります。

そうお話しすると、「ウォーキングをしている」と答える人も多いのですが、実は、**のんびり散歩程度のウォーキングを何分続けても体力をつけることはできません。**「1日1万歩」を目標に歩いてもあまり効果がないことが、私たちの研究で明らかになっています。

体力をつけるには、「自身の最大体力の60％程度の運動強度」が必要です。のんびり歩く運動強度は30〜40％。一方、**「最大体力の60％程度の運動強度」とは、「ちょっとき**

ついな」と感じるくらいの、少し負荷をかけた運動のこと。動き始めて5分ほどで動悸がして、息がはずみ、20分ほどで汗ばむくらい。でも、一緒にいる人と軽い会話ができるくらいの運動強度が目安です。

会話ができないほど息が上がりハアハアする、場合によっては吐き気までする、といった運動は最大体力の100%近い強度といえるでしょう。そこまでの運動は必要ありませんが、体力向上には「ややきつい」と感じる運動が非常に効果的なのです。

では、「体力」とは何だと思いますか？　特に中高年者で重要なのが、筋肉の持久力（ここでは単に筋力と呼ぶ）で、「1分間に体内でどれくらい酸素が消費できるか」が評価の基準になります。

マラソンなど持久性競技をするオリンピック選手の場合、1分間で体重1kgあたり約70～80mLの酸素を消費するといわれている一方、要介護状態の方は10mL以下です。これは極端な例ですが、体力と酸素消費量の関係について、イメージしやすいでしょう。

このように運動時には、その強度に合わせて酸素を利用して素早くエネルギーを生み出す必要があるのですが、その能力の指標となるのが「筋力」です。つまり、筋力が高い人は体力があり、低い人は体力がないといえるのです。

みなさんは、階段を駆け上がったり走ったりすると、心臓がバクバクして息切れを起こしませんか。それは筋肉が運動強度に応じた酸素を利用できず、それを心臓や肺が補おうとして起こる現象です。逆に、筋力のある人は、息切れせず上り切れるはず。

10歳年を取れば筋力は5~10%低下

残念ながら、筋力は20代をピークに、30歳を過ぎると徐々に減少。10歳年を取るごとに5~10%の割合で低下するといわれています。この主な**原因は、サルコペニアと呼ばれる加齢性の筋肉量の減少によるもの**で、何も対策を講じないでおくと、はてはロコモティブシンドローム（運動器の障害）におちいり、日常生活に支障をきたす場合があるのです。

問題はそれだけではありません。人間は細胞内にあるミトコンドリアという小器官で、酸素をエネルギーに変えて活動しています。いい換えると、酸素が足りなければエネルギーが生まれないということ。

筋力が衰えると、ミトコンドリアの機能低下が起こり、酸素の不完全燃焼によって活性酸素が過剰に発生して、細胞・組織を傷つけます。それを修復しようと、炎症性サイトカインという物質が分泌され、「慢性炎症」が引き起こされるのです。

この炎症が、脂肪細胞で過剰に起きると糖尿病に、血管で起きると動脈硬化に。脳で起きると認知症やうつ病の原因になります。そしてこれらの病気がフレイル（加齢により心身が衰えた状態）を加速させ寝たきりの原因にも……。

けれど、安心してください。筋力は何歳からでも向上させることができます。ややきつい運動をする目的は、この加齢性の筋力の低下を防ぐことにあるのです。

ジムでの筋トレと同じ効果が得られる

筋力を鍛えると聞くと、「きつい筋トレをしなければ」と思うかもしれません。もちろんそれも間違いではありませんが、ジムでマシンなどを使ってトレーニングをしなく

あなたの寝たきりリスク チェックリスト

少しでも心当たりがあればチェックを。当てはまる項目が多いほど筋力の衰えは大きく寝たきり生活になるリスクが潜んでいます

- ☐ 仕事や家事以外で体を動かす時間がない
- ☐ 疲れがとれない
- ☐ 体形が崩れてきた
- ☐ むくみがひどい
- ☐ よく眠れない
- ☐ 15分以上歩くと休みたくなる
- ☐ 車やタクシーを使うことが多い
- ☐ 階段や坂道で息切れする
- ☐ 階段の上りで、無意識に手すりをつかむ
- ☐ 必ずエスカレーターやエレベーターに乗る
- ☐ 横断歩道や階段で追い抜かれることが増えた
- ☐ つまずくことが増えた
- ☐ 電車やバスで空いた席を探してしまう
- ☐ 電車やバスの揺れでよろけることが増えた
- ☐ 片足立ちで靴下がはけなくなった

ても、筋力を向上させることは可能です。

私たちが考案し、提唱している「インターバル速歩」は、3分間早歩きをし、次の3分間はゆっくり歩くことを繰り返すウォーキング。この際の早歩きは、自分の最大体力の70％程度の強度の運動で、筋力向上に非常に有効です。実験の結果でも、ジムでトレーニングを行った場合と同等の筋トレ効果があることがわかっています。


自分の最大体力の70％というと「ややきつい」と感じるレベル。この「きつい」と体に感じさせるものの正体は乳酸という物質です。乳酸はエネルギーが作られる際に糖が分解されてできる物質で、エネルギーとして再利用されますが、その時、一緒に分泌される水素イオンが息切れや筋肉痛を引き起こします。この乳酸が産生されるような強度の運動をして初めて筋力が向上するのです。

実は、インターバル速歩の「**早歩き3分**」**は、筋肉を鍛えるのに適度な刺激となる量の乳酸を産生**させます。そして、早歩きの後の「**ゆっくり歩き3分**」**は、筋肉に溜まった乳酸を洗い出す**効果がある。ですから早歩きとゆっくり歩きの組み合わせは、運動中

インターバル速歩

基本のフォーム

姿勢は直立
あごを引き、25m先（電柱２本分よりやや手前）を見るようにして姿勢を正す

腕は大きく振る
肘を約90度に曲げ、前後に大きく振る。手は卵を持つように軽く握って

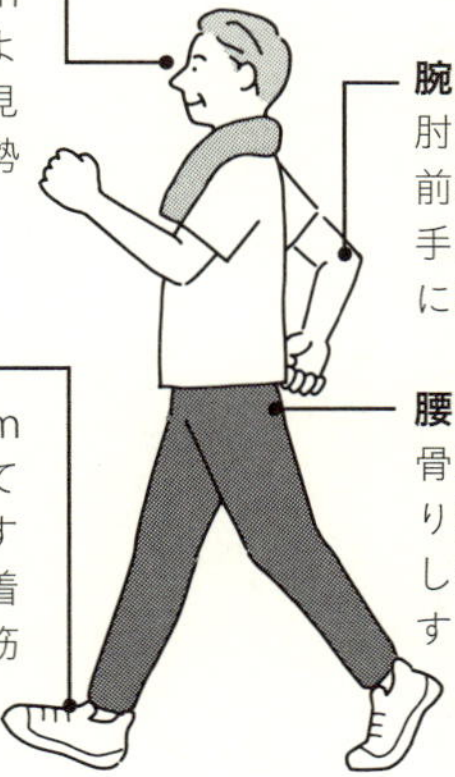

歩幅は大きく
普段より３～５cm程度歩幅を広げて歩くことを意識する。かかとから着地すると、より筋肉が鍛えられる

腰は回転させない
骨盤の上にしっかり腰を乗せ、回転しないように真っすぐ歩く

早歩き３分	ゆっくり歩き３分
息が上がって「ややきつい」程度の速歩で歩く	普段歩いているくらいの速度で歩き、疲労を回復させる

の過度な息切れや筋肉痛を引き起こさずに筋力を鍛えるための理想的な歩行方法だといえるのです。

インターバル速歩の早歩きの時間は、「週合計60分」が理想。具体的には、早歩き3分＋ゆっくり歩き3分を5セットとすると早歩きは15分行ったことになりますから、これを週に4回行えばよいということ。もし5セットを朝晩2回行えば、週に2回でよいことになります。

必ず「3分＋3分」ではなく、モチベーションの高い人は早歩きの時間を長くしてもかまいません。たとえば、早歩き5分にゆっくり歩き5分。10分ずつにしても大丈夫です。また、1日で早歩きの「週合計60分」というノルマを達成してもOK。**インターバル速歩は、嬉しいことに、こまめに行ってもまとめて行っても効果は同じ**です。

ただし、**重要なのは継続して行うこと**。早歩き3分＋ゆっくり歩き3分の繰り返しは、「3分間の早歩きはちょっときついけど、3分間ゆっくり歩き（休憩）を挟めば、またできる」と思えるちょうどいいサイクルなのです。「週1回まとめてやろう」とすると、雨が降ったり、急な用事が入ったりして、それを言い訳に結局やめてしまいがち。です

「インターバル速歩」のメリット

- 認知症予防
- 高血圧予防
- 糖尿病の改善
- 体幹の強化
- 骨粗しょう症予防
- 睡眠の質改善
- ダイエット
- 肌つやの改善
- 腰痛、ひざ痛の緩和

から、こまめに実施して習慣化することを推奨しています。

動脈硬化や認知症の予防に

インターバル速歩は、筋力アップによって体力を向上させますが、そのほかにもさまざまな恩恵があるのが特徴です。

私たちは、これまで9700人の中高年者を対象に5ヵ月間のインターバル速歩の効果を検証しました。その結果、体力が平均10％向上（体力的に10歳若返る）。それに比例して、高血糖、高血圧、肥満などの生活習慣病の症状が平均20％、不眠、認知機能などの精神症状が30％以上、改善しました。さらに、腰椎、大腿骨頭の骨密度が1％増加することも確認。これらは筋力向上によってミトコンドリア機能が改善し、全身の慢性炎症が抑制され、もたらされたと考えられます。

また、日々の**インターバル速歩終了後、30分以内にコップ1～2杯の牛乳**か、それに相当する乳製品を摂取すると、これらの効果を促進できることも明らかになりました。

そのほか、姿勢がよくなった、体つきがスッキリした、肌に張りが出てきたなど、美容面での効果を指摘する声もあります。

腰痛、ひざ痛でも歩くほうがいい

腰痛やひざ痛がある人は、歩くのをつい躊躇してしまいがち。けれど、腰や膝関節に痛みがある人こそ、筋肉量を増やす必要があります。筋肉量が減り、腰やひざが体重を支えられなくなったことが痛みの原因という可能性があるからです。痛いからといって筋肉を使わないでいると、筋肉がどんどん萎縮し、歩くのがますますつらくなる。そうなると、将来寝たきりになるリスクが高まります。

実際、腰痛、ひざ痛がある人にインターバル速歩を行ってもらったところ、50％の方に症状の改善がみられました。

とはいえ、「途中で痛くなったらどうしよう」という不安もあるでしょう。そこでおすすめしたいのが、歩行をサポートする2本タイプのトレッキングポールを持ってのウォーキングです。

折りたたみ式のものを持って出て、途中で痛みを感じたら、トレッキングポールをたよりに歩いて戻るとよいでしょう。代わりに買い物用のキャリーカートを活用してもかまいません。

「ちょっときついな」と感じる程度、たとえば、日々の散歩に、少しでいいので、早歩き、坂道や階段上りを加えることから始めてみるのもいいでしょう。

それもつらいと感じるなら、**水中インターバル速歩**がおすすめです。**腰やひざ関節に負担が少ないのに、高い強度の運動ができるのがメリット**。その結果、陸上では約5ヵ月で得られる効果を、水中ならその半分の期間で得られます。

このように、痛みがある人は、自分で工夫して、それぞれ無理のない範囲で、歩くことを少しずつ始めてみてください。諦めないことが大切です。

体力を上げることが、そんなに大変ではないとおわかりいただけたでしょうか。今の体力に合わせ、続けられるやり方を見つけて、筋力、体力アップを目指しましょう。

私の健康法

山登りと前向きな気持ち

アプリに助けられて継続

週に4日、「インターバル速歩」を続けています。「速歩」合計を週60分以上を目標にしています。そして実施した直後には、牛乳をコップ1杯から2杯。自ら実践して体感することを重視しているのです。

とはいえ習慣として継続するのは簡単ではないですね。「続けること」は、インターバル速歩が効果を生む最大のポイントであるのと同時に、最大の壁になっていることかもしれません。

ですから、インターバル速歩アプリが提供する「やる気を起こさせるプログラム」を使用して、助けられています。このアプリを利用すると、

①自己比較ができる：自分の努力が見える化され、努力すれば報われるという気持ちになる。

②他者比較ができる：週60分の速歩を達成している人同士のランキングが示されるので競争心を刺激し、ライバルには負けないという気持ちが沸いてくる。

③仲間づくりができる：自分が所属するグループと他のグループ間でトレーニング実施率を競い合うことで、仲間みんなで頑張る、という意識が芽生える。

内なる意識と他者の目を総動員して、継続を応援しようということです。

体力と気持ちはつながっている

これまで続けてきた効果として、体力年齢は10歳から20歳若い数値です。周囲からも認めてもらっていますよ。その甲斐あって趣味の山登りも続けることができている。高度差300mから900mほどの日帰り登山を1ヵ月に一度か二度、楽しみます。

信州には好みの山がたくさんありますが、なかでも「光城山《ひかるじょうやま》」は安曇野《あづみの》で人気の里山で、頂上からの眺望がすばらしい。春は登山道沿いに桜並木が楽しめます。ほかにも「栂池高原《つがいけ》」の湿地帯は木道が整備されていて、そこから見る白馬岳は圧巻です。そして、白馬八方スキー場からリフトを乗り継ぎ、終着点から少し歩いた先にある「八方池」。池に映る白馬三山は、JRのポスターになる美しさです。

「次はどの山に挑戦するか」と前向きな気持ちでいられるのは、インターバル速歩を続けているおかげだと思います。

百寿者研究からわかった
ピンピン長生きの秘訣

新井康通

老年医学 百寿者研究
慶應義塾大学医学部 百寿総合研究センター長

厚生労働省のデータによれば、2022年9月1日時点で100歳を超えた人は全国で9万526人、52年連続で過去最多を更新中。30年以上にわたる高齢者調査で見えてきた、人生の最後まで自立した生活を送るためのカギとは

新井康通《あらいやすみち》
1966年生まれ。慶應義塾大学医学部卒業。英国ニューカッスル大学加齢健康研究所客員研究員、慶應義塾大学医学部内科学（老年内科）助教などを経て、2021年同看護医療学部教授、慶應義塾大学医学部百寿総合研究センター兼担教授。22年より現職

100歳で元気な人の特徴

健康寿命を延ばす3つのカギ

私が所属する慶應義塾大学医学部百寿総合研究センターでは、超高齢者（85歳以上）、百寿者（100歳以上）、超百寿者（105歳以上）、スーパーセンチナリアン（110歳以上）の寿命と健康の関係について研究を続けてきました。

人生の最後までイキイキと、心身ともに自立した生活を送ることは多くの人の理想。そこで私たちは、長寿でありさえすればよいという観点ではなく、健康寿命をいかに延ばしていくかという視点で、医学、社会心理学、看護学、栄養学など、さまざまな側面から調査を実施しています。

そのなかで明らかになったのは、85歳以上の超高齢者のうち、移動、着替え、食事、入浴などの日常生活動作を「自立」「ほぼ自立」して行えている人は約半数であるということ。百寿者ともなれば、その割合は約2割になってしまう。ただし、100歳の時点で自立している人は、その後も長生きだということでした。

いつまでも自立した生活が送れている高齢者には、どんな特徴があるのか。調査結果から私たちが導き出したのは、以下の3つです。

①心臓や血管など循環器系の老化が遅い

加齢にともなう心機能や血管の弾力性の低下は避けられないものの、百寿者の多くは、ほかの高齢者より血管の状態がよく、心機能も良好に保たれていることがわかっています。

また、スーパーセンチナリアンは心不全の診断指標となる血液中のホルモン「NT-proBNP」の血中濃度が、100歳時点でほかの百寿者よりも低く抑えられていました。「NT-proBNP」は心臓のポンプ機能が低下するほど多く分泌されるため、自立して長生きしている人ほど心臓の老化が緩やかだといえるでしょう。

②認知機能を保てている

認知機能の低下は、生活の自立度に大きく影響します。スーパーセンチナリアンは100歳時点で自立した日常生活を送れており、認知症を発症している人はいませんでした。

③フレイルになるのが遅い

フレイル（加齢により筋肉や骨量が減少し、心身の活力が低下した状態）が進行すると、介護が必要な状況になります。100歳以上で亡くなった高齢者を対象に100～104歳時点のフレイル状況を調査した結果、110歳以上で亡くなった人がもっとも自立していたことがわかりました。

このことから、フレイルの発症を遅らせることが健康寿命を延ばすカギといえるでしょう。沖縄県の百寿者研究でも、同様の結果が報告されています。

これらの3つの特徴は、体内で起こる「慢性炎症」を抑制できていることと関係しています。**慢性炎症が起きる原因**の代表的なものは、**「肥満」「動脈硬化」「腸内細菌叢の乱れ」「免疫老化」「細胞老化」の5つ**。なかでも気をつけたいのが「肥満」です。

肥満の人の脂肪細胞からは炎症性物質のサイトカインが多量に分泌され、これに免疫細胞が過剰に反応することで炎症が慢性化。血糖値が下がりにくくなり、血管を傷つけるため、動脈硬化や心筋梗塞、糖尿病のリスクを高めます。

肥満や糖尿病とも関係している「動脈硬化」も、血管の壁にコレステロールがたまることで、その部分に免疫細胞が反応して慢性炎症が起こっている状態。「腸内細菌叢の乱れ」は、腸内の善玉菌と悪玉菌のバランスが崩れることで免疫機能が低下し、炎症を招くとされています。

また、リンパ球などの免疫細胞は加齢とともに老化し、機能が低下。このように「免疫老化」が進んだ体では、あちこちで弱い炎症が起こるようになります。そして、近年の研究で注目されているのが「細胞老化」です。老化した細胞はサイトカインなどの炎症性物質を分泌することで、周りの細胞まで老化させてしまうことがわかってきました。

65歳を過ぎたら、腹八分目は気にしない

では、慢性炎症を抑制するには何をすればよいのか。それには、健康な体の維持が欠かせません。特に、「食事」や「運動」に気をつけることが有効です。まず、食生活は1日3食、栄養バランスのとれた食事をすることが基本。いろいろな食材を食べることは、咬合力《こうごう》（噛む力）の維持、嚥下《えんげ》機能の低下防止にも繫がります。

食べる量については、メタボ対策として「腹八分目」を心がけることが大切です。とはいえ、それも65歳頃まで。年を重ねると食が細くなる人が多いため、フレイル対策として痩せすぎないよう気をつけなければなりません。

魚や肉、乳製品、卵、大豆製品などから、筋肉を作り、免疫力を高めるタンパク質を。さらにビタミンやミネラルを多く含む野菜や果物もしっかりと摂って、骨や歯の新陳代謝と、細胞の活性化を促しましょう。

運動は、年齢や体力に合わせてできることを継続してください。世界保健機関（WHO）は、「65歳以上の高齢者は座位時間を身体活動（強度は問わない）に置き換えることで健康効果が得られる」と提言しています。実際、85歳以上の元気な長寿者の約7割が散歩をしており、ほかにもラジオ体操やストレッチなど軽い運動を習慣にしている人が多くいました。

また、近所づきあいや習い事をするなど、社会と繋がりを持ち続けることは、認知機能の維持に役立つと私たちは考えています。外出する機会が増えれば、フレイル対策にもなるでしょう。神奈川県川崎市と共同で行った、85～89歳の高齢者を対象とする健康、生活、地域との繋がりに関する調査によると、自立している人はサークルやボランティア活動などに参加する機会が多いことがわかりました。

長生きする人特有の性格

最後に、興味深い研究結果をご紹介します。人の性格を「神経性傾向」「外向性」「開放性」「調和性」「誠実性」の5つの軸で分析する心理検査を、認知症ではない百寿者に実施したところ、女性は「誠実性（意志が強い・几帳面・頑固）」と「外向性（社交的・活動的・ハデ好き）」がもっとも高く、次に「開放性（創造的・好奇心旺盛）」と続きました。

この結果が示すのは、食事や運動に気をつけようと決めたらきちんと守る意志の強さに加え、人や社会と関わる社交性と行動力を兼ね備えている人だということ。また何歳になっても好奇心旺盛で、どんなことも楽しめる性格の持ち主が長生きするといえるでしょう。

ぜひ皆さんも、食事や運動を意識しつつ、人生を楽しみながら元気な百寿者を目指していただきたいと思います。

元気に長生きするのはこんな人！

- 好奇心旺盛
- 社交的
- ポジティブシンキング
- 意志が強い

健康長寿への道

1 プラス10分動く

運動習慣のない人が急に体を動かすと、ケガをしたり、転倒したりする恐れがあります。体力や体の状態に合わせ、無理のない範囲で徐々に頻度を増やし強度を上げていくことが大切です。

まずは厚労省が推奨している、今よりも10分多く体を動かそうという「+10（プラステン）」から始めてみましょう。

年齢はあくまで目安ですが、具体的には、64歳頃までは少しきついと感じるくらいの運動や1日8000歩歩くことを目標に、1日合計60分、体を動かしましょう。65歳以上の人はじっとしている時間をなるべく減らし、掃除や買い物などの家事に加え、散歩や体操などの軽い運動で、1日合計40分は体を動かすことを意識してください。

2 食事は量と質を意識する

健康維持のためには1日3食、いろいろな食材を適量食べることが重要です。特にフレイル予防には、1日あたり60gのタンパク質摂取が必須。青魚に多く含まれるオメガ3系脂肪酸は、脂質代謝を促して炎症を抑え、血管の弾力性を保持する働きもあるため、積極的に食べてほしい食材です。また、コレステロールも脳に必要な栄養素ですから、油脂は適度に摂りましょう。

脱水状態にならないよう1日1000ccの飲水を意識すること、塩分を摂りすぎないこと、よく嚙んで誤嚥性肺炎を予防することも大切です。1回の食事で十分な量が食べられなければ、おやつにカステラやプリンなど卵や乳製品を含むものを。果物でビタミンを摂取することもおすすめです。（管理栄養士・鈴木和子さん資料より）

3 人や世の中から刺激を受ける

生きがいや幸福を感じることは、健康寿命を延ばすために欠かせないものです。家の中に閉じこもって誰にも会わずにいると、認知機能の低下やうつの発症リスクを高めてしまいます。孤立を避けるためにも、積極的に外へ出て、人や社会から刺激を受ける生活を心がけましょう。

また、健康のために始めた食事や運動習慣を、ひとりで維持するのは思いのほか大変なこと。友人と定期的に外食する、地域の運動サークルに参加する、仲間と公園でラジオ体操をするなどして、誰かと一緒に食事や運動をする機会を作るのはいかがでしょうか。

こうして生活にメリハリをつけることが、健康的な生活習慣を長続きさせる秘訣といえるかもしれません。

私の健康法

入浴後の足指運動

歩くだけでは鍛えられない

日常的に心掛けているのは身体活動です。身体をよく動かすようにしています。長く百寿者調査を続けるなかで、自分自身が動ける体であることを意識してきました。加えて大学では講義のため東京・信濃町と神奈川県・藤沢の2つのキャンパスを移動しており、それだけでかなりの歩数になります。とはいえ日によって差がありますから、週末はジョギングやジムで汗を流すことにしています。

しかし、3年前の健康診断の際、足指を鍛えるべきとの指導を受けてしまいました。百寿者研究をしている身としてこれではいけないと、以来、入浴後の足指運動とストレッチを欠かしません。

そもそも年齢が上がると足指の力も低下します。それがそのままバランス能力の低下、ひいては転倒へとつながりやすいのです。足指運動は、足の指をギューッと握って思いきり開く「グーパー運動」や、足の指の間に手の指を挟んで足首からぐるっと回すストレッチなど。きつさを感じない動きですし心地よさもあり、年齢を問わずおすすめします。足指を鍛えることで転倒防止や歩行速度が上がり、全身が疲れにくくなります。

ならない、進ませない！
認知症予防の最前線

浦上克哉

認知症予防
鳥取大学医学部教授

2025年には認知症患者数は約700万人と推計され、今や誰もがかかる可能性がある身近な病。さまざまな場面で「予防に効果あり」と謳われるが、信頼性の高い情報を得るにはどうすればよいか。最新の研究と早期発見のポイントを認知症予防・診断の第一人者が解説する

浦上克哉　うらかみ かつや
鳥取大学医学部保健学科認知症予防学講座（寄附講座）教授。1983年鳥取大学医学部卒業。日本認知症予防学会代表理事、専門医。臨床、研究、教育の各分野で認知症予防に取り組み、「とっとり方式認知症予防プログラム」を開発。著者に『科学的に正しい認知症予防講義』など

軽度認知障害（ＭＣＩ）を見逃さない

やる気の喪失は危険信号

認知症は、一度発症すると完治が難しいため、予防が大切だといわれています。しかし、まわりの人が症状を疑い始めるころには、すでに引き返せないところまで進行しているケースが多いのです。だからこそ、本格的な認知症になる手前の段階で気づくことが大切。それが認知症予備軍ともいえる軽度認知障害（ＭＣＩ）の段階です。ＭＣＩはいわば、最終防衛ライン。ここで対策を講じれば脳の機能を健康な状態に戻すことが可能です。90ページのチェックリストであなたやまわりの人にその兆しがないか確認してみましょう。

認知症の患者数は、２０２５年には約７００万人になるといわれていますが、ＭＣＩ

に至ってはその倍の1500万人になると考えられます。**MCIが疑われる特徴的な変化は、やる気の喪失**です。今まで当たり前にやっていたことを、おっくうになってやめてしまったりしたら危険信号です。

また、**耳が遠くなる、視力が落ちる**のも、脳の衰えを加速させる要因になります。人とのコミュニケーションが面倒になったり、手先を使う趣味や作業を避けるようになったりすると、いずれも脳への刺激が減少し、脳の萎縮につながります。

保険適用の新薬

最近、画期的な治療薬が登場しました。最も患者数が多いアルツハイマー型認知症の治療薬として、2023年12月に「レカネマブ」が保険適用となり、投与が始まっています。アルツハイマー型の原因とされるアミロイドβというタンパク質を除去する画期的な薬です。ただし、対象者はMCIから認知症の初期と極めて限定的で、価格も安くないなど、普及には課題が残されています。認知症の予防にはすでに科学的に効果が確認されている方法がありますから、現時点では薬に期待しすぎず、日々の生活でできることで対策しましょう。

運動、知的活動、よく知らない人との会話がカギ

脳を衰えさせないためには、3つの習慣がポイントになります。

1つ目は運動です。運動をすると、神経細胞を活性化させるBDNFという物質が増え認知機能を高めるとともに、筋力が維持されるため、転倒や寝たきりの予防にも効果的です。ウォーキングがおすすめですが、歩きすぎると筋肉のもととなるアミノ酸が分解され、かえって筋力が落ちてしまうことがわかっています。**歩数は1日7000歩までにとどめ、スクワットなどの筋力トレーニングを組み合わせて行う**ようにしましょう。

2つ目は、知的活動です。新しいことにチャレンジすると、神経細胞が脳内に新しいネットワークをつくります。このネットワークの種類が多く範囲が広いほど脳が衰えにくくなるといえます。認知機能には、記憶力や注意力をはじめとする8種類があるため、

MCIチェックリスト

次の項目のうち、2つ以上該当すると、MCIが疑われます。専門医を受診しましょう

- □ 同じ料理を続けてつくってしまう
- □ 流行や季節感を考えた服装選びがおっくうになった
- □ 話し始めてから、何を言おうとしたのか忘れてしまう
- □ 洗濯をした後、干すのを忘れてしまうことがたびたびある
- □ 小銭を出すのが面倒で、お札ばかり出すことが増えた
- □ 興味や喜びを感じる機会が減ってしまった

新しいチャレンジによってまんべんなく鍛え、脳内にネットワークを張り巡らせましょう。

3つ目は、コミュニケーションです。コミュニケーションは、相手の声や表情、しぐさから意図を汲み取り、考えて答えるといったように、脳をフル稼働させます。

気心の知れた相手より、買い物ついでにお店の人に話しかけるなど、**よく知らない人との会話のほうがいっそう効果的**です。

認知症予防生活のすすめ

1 アロマセラピーは嗅覚を活性化する

アルツハイマー型認知症の場合、まず鼻の奥にある嗅神経にアミロイドβがたまって嗅覚障害が起こり、その後、認知障害を発症することが近年の研究でわかっています。つまり、初期段階で嗅神経の変性を食い止めれば、次に起こる脳の神経変性を予防できるというわけです。

嗅神経の変性を食い止めるには、アロマセラピーが有効。アロマオイルは天然のものを使いましょう。日中持ち歩くならアロマペンダントに数滴垂らし、デスクワーク中や寝室で使う場合は芳香器を使うと便利です。

●**脳を活性化する昼におすすめのオイル**

ローズマリーカンファーとレモンのオイルを2対1の割合で配合

●**脳の疲労を解消する夜におすすめのオイル**

真正ラベンダーとスイートオレンジのオイルを2対1の割合で配合

2 頭を使いながら運動する

運動をしながら頭も使うと、さらに効果的に脳を鍛えられます。『足踏み』に『拍手』を加えてみましょう。息がやや弾む程度の負荷で行うのがポイントです。5の倍数に慣れてきたら、3の倍数、7の倍数で手をたたくなど、タイミングを変えていろいろチャレンジしてみましょう。

3 新しいことにチャレンジする

未体験のことに取り組み、８つある認知機能をくまなく鍛えましょう。興味の持てそうなものから始め、不得手なものにもがんばって取り組むようにすると、さらに効果が期待できます。

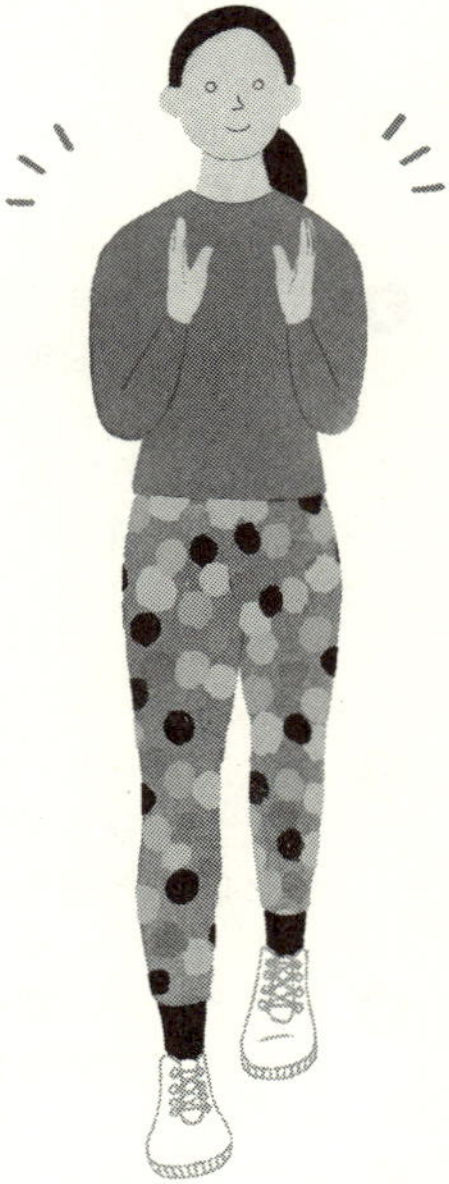

足踏み＋拍手

① 30秒間、数を数えながら足踏みをする

② ５の倍数のとき、胸の前で手をたたく

活動の例と鍛えられる認知機能

❶ 塗り絵、貼り絵、生け花・フラワーアレンジメント、園芸	➡ 視空間認知機能
❷ パズル、手芸、辞書を引く、一度に複数の料理をつくる	➡ 注意機能
❸ 外国語や歴史などの暗記が必要な勉強、資格・検定試験、パソコンやスマホの新しいアプリを使う	➡ 近時記憶
❹ クロスワード、ナンバープレース（ナンプレ）、数字の逆唱、オセロなどのボードゲーム	➡ 作業記憶
❺ 計算ドリル、買い物時の合計金額やお釣りの暗算	➡ 計算力
❻ SNSでの発信、おしゃべり、川柳・俳句・短歌・詩、しりとり、連想ゲーム	➡ 思考力
❼ 料理、手芸、折り紙、楽器演奏	➡ 遂行力
❽ パズル、バランスゲーム、お手玉、輪投げ	➡ 判断力

私の健康法

使命感が私の認知症予防

毎日同じサイクルを重んじる

「運動」「知的活動」「コミュニケーション」の3つが認知症予防で大切であることは前述したとおりです。日々の生活の中に取り入れて、コツコツと続けていく、つまり「習慣化」することが大切。「塵も積もれば山となる」です。

そのためのベースとなるのが、規則正しい生活です。毎日同じサイクルで回っている方がペースを乱しにくいので、私は平日も休日も必ず朝6時に起きることにしています。朝起きるためには、夜もそれなりの時間に寝なくてはいけません。仕事などの都合もあるので、こちらは毎日同じ時間というわけにはいきませんが、それでも夜更かしは避けています。

歳を重ねると、食事、とくに朝食がいい加減になるケースが少なくありません。しかし、朝食は体のリズムも整えるためにも不可欠。もちろん、私も朝からしっかりいただいています。我が家の定番メニューは、パンとハムやソーセージ、目玉焼き、紅茶、ヨーグルト、そしてフルーツです。

運動は週単位でよしとする

運動は、1日7000歩が目安なのですが、私が住む地域は車社会。私自身、通勤も買い物も車を利用していて、意識しないとなかなか歩数は稼げません。そこで、駐車場は目的地からできるだけ遠くを選び、職場である大学では、エレベーターを使わず階段を上り下りしています。それでもせいぜい3000歩、油断したら1000歩にも満たない、なんていう日もあるのが現実です。そのため、週に1回ほど、仕事が終わった後、スポーツジムで有酸素運動と筋力トレーニングをしています。これで1週間の合計歩数が4万9000歩ぐらいになっていればOK。このように自分なりの〝現実路線〟で行うことが、長く続ける秘訣でもあります。

知らない人と積極的に会話

脳の神経細胞を活性化させるには、できるだけ知らない方や、知っていても会う機会が少ない方とおしゃべりする機会をつくるのが理想的です。以前は、学会などで県外に出かけると、電車で偶然隣り合わせた人に話しかけたりしていたのですが、今は皆さん、スマホの画面を見つめているので、話しかけにくくなってしまいました。

学会や講演、メディア取材も、私にとっては知らない人との会話のひとつです。恩師の「講演や取材の依頼はできるだけ断らないように」との教えに沿うことでもあるため、どんなに忙しくても極力時間を作り、認知症予防の普及とともに知らない人と話す機会にしています。

認知症研究は社会貢献

家庭や社会の中で役割を持つことも大切です。私にとっての役割は、「認知症予防について、1人でも多くの方に知っていただくこと」「1人でも多くの高齢者が認知症にならないよう支援をしていくこと」に尽きます。

長年、鳥取県の高齢者を対象とした認知症の調査研究を行ってきたのですが、あるとき、認知症は突然発症するのではなく、経過があることに気がつきました。最初は非常に元気で健康的だったのに、翌年会うと、少しにおいがわかりにくくなっている。すると、次第に物忘れが起こるようになり、最後に認知症になるのです。こうした高齢者をたくさん見てきて、認知症は予防できるはずだと確信しました。また、老々介護の現場も見てきましたが、皆さん、大変な苦労をされています。今後、ますます高齢社会になると考えると、認知症を発症させないことが非常に重要な社会的テーマです。

情熱をもって取り組んでいる仕事で社会貢献を。この思いが何より私自身の認知症予防になっているのだと思います。

五十肩、腰痛、ひざ痛を自分でケアする

銅冶英雄

整形外科
どうやリハビリ整形外科院長

腕が上がらない、腰や膝の曲げ伸ばしがキツい。経年による慢性的な痛みとしてあきらめている人にこそ、関節のトラブルを引き起こすメカニズムを知り、痛みを和らげる体操を実践してほしい。自らも腰痛持ちの専門医が解説する

銅冶英雄《どうやひでお》

1994年日本医科大学卒業。米国・ウィスコンシン医科大学、オーストラリア王立パース病院ベッドブルック脊椎ユニットに留学。お茶の水整形外科機能リハビリテーションクリニック名誉院長などを経て、2022年どうやリハビリ整形外科を開院。近著に『頸椎症を自分で治す！最新版』など

腰椎と頸椎に痛みの原因

スマホを使う時間が長すぎる

腰や肩、ひざの痛みの対症療法といえば、マッサージをしたり、湿布を貼ったりすることが一般的でしょう。これらの方法は、一時的に筋肉の炎症を鎮める効果があります。しかし、関節まわりの筋肉の痛みやこわばりは、関節を守ろうとして二次的に起こっていることが多く、マッサージや湿布では治りにくい。しっかりと痛みを取り除くには、根本的な原因に働きかける必要があります。

まず、**五十肩、腰痛、ひざ痛など関節痛の原因として、最初に疑ってほしいのは猫背**です。背骨を形成しているのは、椎骨《ついこつ》と、椎骨の間にある椎間板という軟骨です。猫背の姿勢を続けると椎間板が圧迫され、椎間板の中にある髄核《ずいかく》というゼリー状の組織がずれたり、変形したりして痛みを発症します。さらに髄核のずれや変形が進むと、近くを通る神経が圧迫され、その先にある関節も痛むようになるのです。

首にある頸椎《けいつい》の椎間板は、肩をはじめとする上半身の関節と関わり、腰にある腰椎《ようつい》の椎間板は、腰やひざといった下半身の関節に影響を及ぼします。

スマホの長時間使用が姿勢の悪化につながることはよく知られています。ソファや床に座りパソコン画面をのぞき込んだりしている人や、リモートワークが増え、デスクワークに**適さない机や椅子で作業している人は、首が前に出て腰が曲がる姿勢を取りがち**のため、注意が必要です。意識して胸を張ったり、腰をそらしたりしましょう。また、掃除や料理などの**家事も気づかないうちに前かがみになりやすい**ので気をつけてください。

意識するのに加えて、頸椎と腰椎の体操を行いましょう。腰痛とひざの痛みには腰椎の体操（１０８ページ参照）を、五十肩には頸椎の体操（１０６ページ参照）を試してみてください。痛みが和らぐようなら、そのまま毎日続けましょう。椎間板のゆがみが正され、痛みもなくなってくるはずです。一週間程度続けて改善が見られない場合は、整形外科を受診して、別の原因を探るほうがよいでしょう。

ひざ軟骨のすり減りや肩関節の癒着が原因の場合も

腰椎の体操でひざの痛みが緩和しない場合、その9割は加齢や過体重によるひざ軟骨のすり減りが原因。一度失われたひざ軟骨は再生できませんが、ひざ関節の動きを良くすることで痛みを軽くできます。

また、頸椎の体操で五十肩に効果を感じない場合は、肩関節自体のトラブルが考えられます。

五十肩の原因は、まだはっきり解明されていません。ただ、肩は日常生活で大きく動かすことが少ないため、靭帯や腱が硬くなって炎症を起こしたり、肩関節が癒着して伸びにくくなったりしがちです。それらが影響してある日突然、激しい痛みを感じ、腕が上がらなくなると考えられます。

強い痛みがある間は安静が必要ですが、いつまでも動かさないと、肩まわりの組織がますます硬くなってしまうことになります。肩を動かせる程度まで痛みが和らいだら、曲げ伸ばしをして、痛みを改善しましょう。

肩・腰・ひざの痛みを和らげる体操

ここからは実践編です。それぞれ10回を1セットとして、痛みが強いときは、1日5～6セット（ひざ伸ばしのみ、朝晩2セット）程度行いましょう。予防の場合は、1日1セットを目安にまずステップ1から取り組みます。効果を感じない場合はステップ2を試してください。

1 五十肩に

まず頸椎の椎間板のゆがみを改善しましょう。

痛みが楽になるなら続けます。効果を感じない場合はステップ2へ。

ステップ１：首引き

前かがみの姿勢を続けたことで前に出た首を、後ろに引いて元の位置に戻すことを目指します。こまめに行うと、より効果的です。

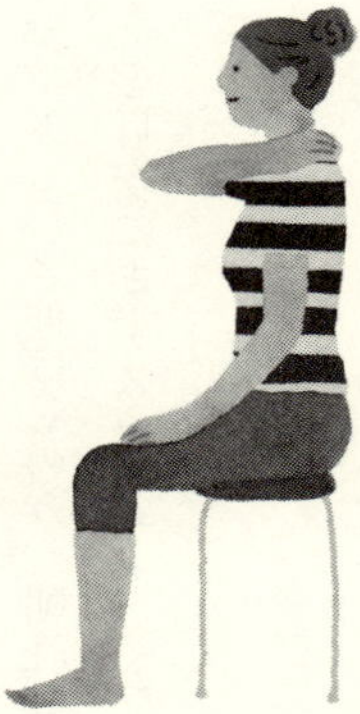

①
背筋をまっすぐ伸ばして正面を見ながら、一方の手で反対側の肩をつかむ。つかんだほうの二の腕を床と平行になるように上げる

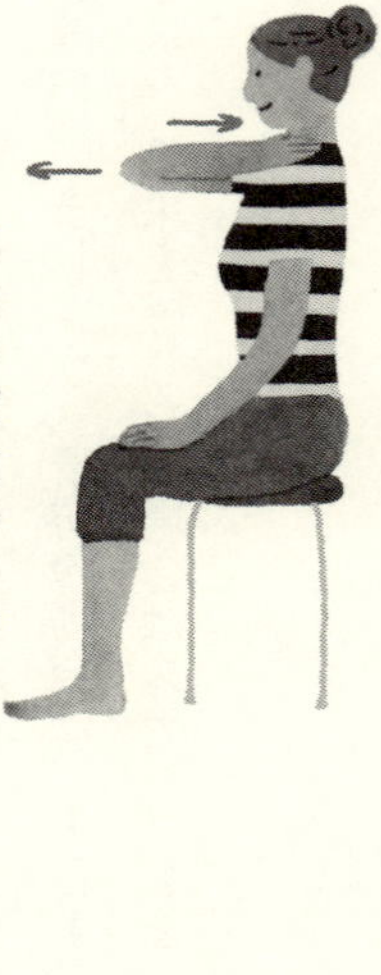

②
あごを引くように首を後ろに引く。肩をつかんでいるほうの腕は、ひじが引っぱられるイメージで前に出す。２、３秒キープして元に戻す。左右どちらか一方でOK

ステップ2：壁づたい腕上げ

腕をできるだけ真上に上げることで、肩関節を動かす体操です。力まずに行いましょう。

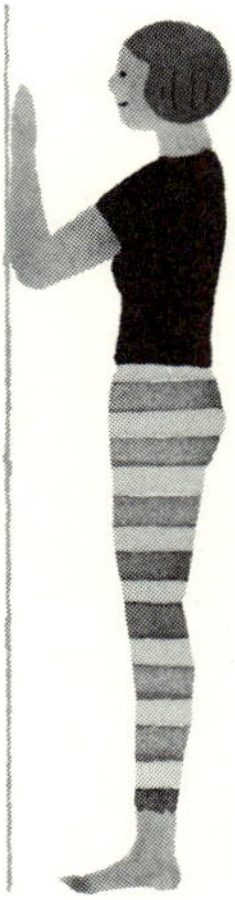

①
壁から約10cm離れて立ち、両足は肩幅に開く。手のひらからひじまで壁につける。視線はまっすぐ前へ

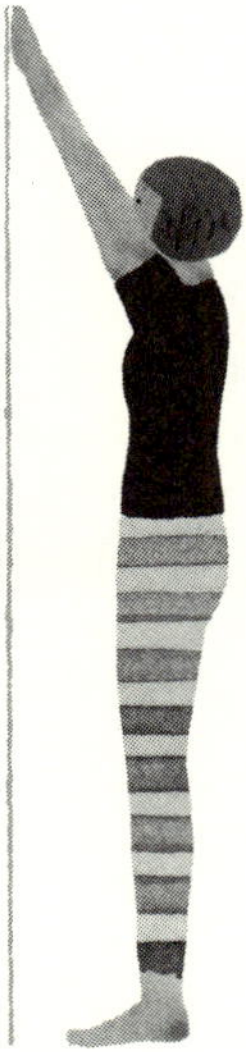

②
壁にはわせるように手のひらを上げていく。ひじが伸びきったら2秒キープし、元に戻す

2 腰、ひざの痛みに

腰椎の椎間板のゆがみを改善します。「壁腰そらし」「壁おじぎ」で効果を感じたら、痛みがなくなるまで続けます。ひざの痛みが和らがない場合は、ステップ２「ひざ伸ばし」を試してください。

ステップ１：壁腰そらし

この体操で腰やひざの痛みが改善する人は、腰椎の椎間板の中にある髄核が後ろにずれている可能性があります。腰をそらす際に息をゆっくり吐くのがコツ。

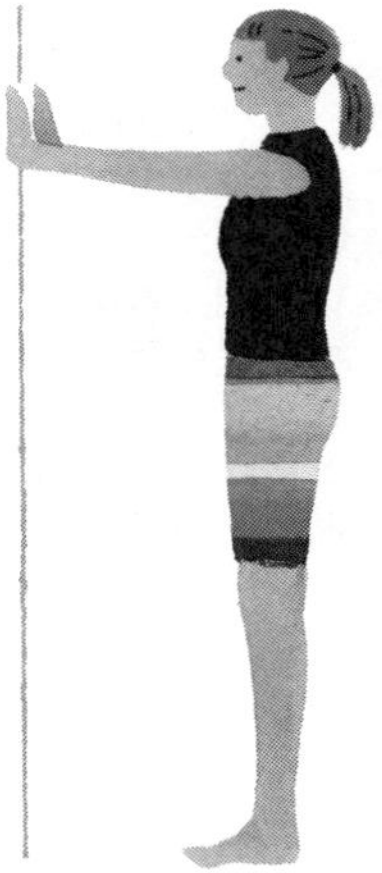

①
壁から半歩〜１歩下がり、両足を肩幅に開いて立つ。ひじをぴんと伸ばして両手を壁につける。視線はまっすぐ前へ

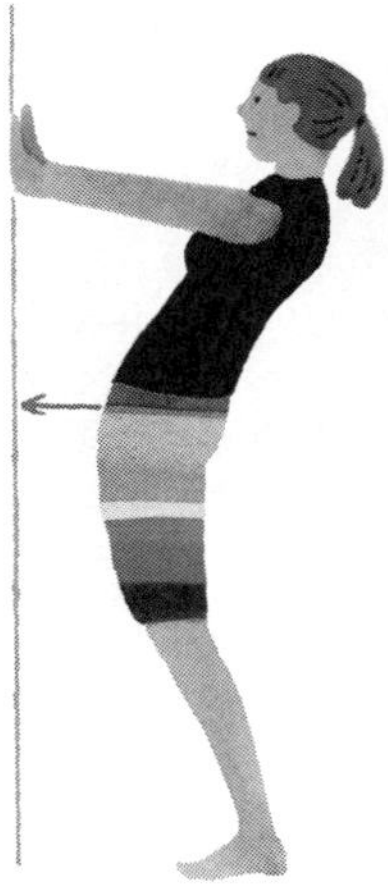

②
ひじとひざを伸ばしたまま、深く息を吐きつつ、下腹部を壁に近づけるイメージで腰を後ろにそらす。２秒キープして元に戻す

ステップ1：壁おじぎ

この体操のように腰を前に丸める動きで痛みが和らぐなら、腰椎の椎間板の中にある髄核が前にずれている場合がほとんどです。ゆっくりと行ってください

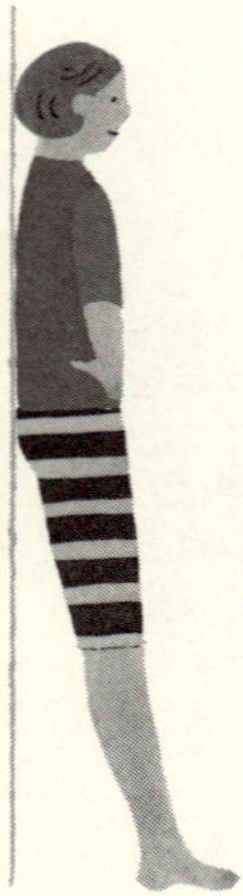

①
後頭部、背中、骨盤を壁につけて立つ。両足を壁から１歩ほど前に出し、肩幅に開く。手は腰に

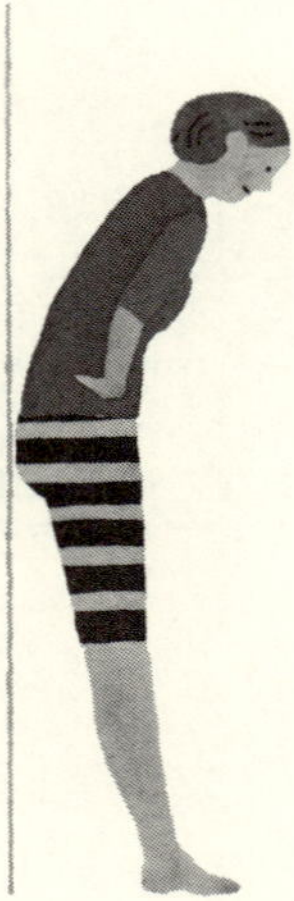

②
骨盤を壁につけたまま、息を吐きつつ、上体をゆっくりと、できるだけ深く倒す。２秒キープし、元に戻す

ステップ2：ひざ伸ばし

座りっぱなしでひざを曲げている時間が長い場合、痛みがある側のひざを伸ばしてみましょう。痛みが楽になり、歩きやすくなる可能性があります。

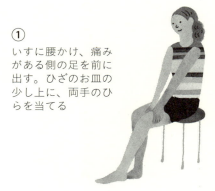

①
いすに腰かけ、痛みがある側の足を前に出す。ひざのお皿の少し上に、両手のひらを当てる

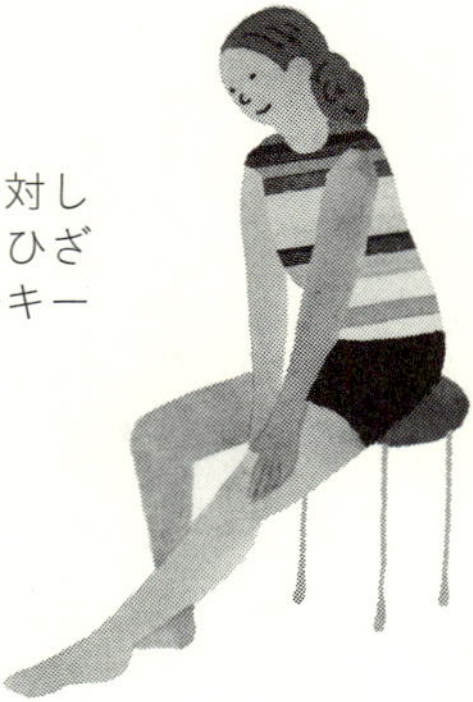

②
両手を大腿骨に対して垂直に押し、ひざを伸ばす。２秒キープし、元に戻す

私の健康法

腰痛持ちの救世主はトランポリン

背伸びや腰そらしで腰痛を解消

実は腰痛持ちです。学生時代に酔った勢いで歩道の柵を飛び越えようとしたときにバランスを崩して腰を道路に打ちつけ、椎間板を痛めてしまったのです。その際、自分で腰の骨の位置を調整して治したのですが、この経験が整形外科医になったひとつのきっかけになっています。

私の腰痛は、背骨がゆるやかなS字カーブを描くように、骨盤を立てて背筋を伸ばす「正しい姿勢」を保っていれば、基本的には発症しません。とはいえ、新幹線や自動車、飛行機などの座席に長時間座り続けると、さすがに痛みます。そんなときは、腰をそらしたり、背伸びをしたりして腰まわりや背中の筋肉をほぐしたり、姿勢を整えたりして痛みを解消しています。

跳ねて楽しく汗をかく

筋トレで汗を流し体調を整えてきたのですが、4、5年前からお腹まわりが少し気になるようになってきました。そこで有酸素運動も取り入れようと、何かいい種目はないかと探しました。有酸素運動といえば、真っ先に自転車やランニングが思い浮かぶかもしれません。実際、試してみたのですが、いずれも私の腰には負担が大きいため断念しました。

あれこれ探し、行き着いたのがトランポリンフィットネスです。ジムのHPを見ると、取り組んでいるのは若い女性ばかりといったイメージで、最初は少し躊躇したのですが、思い切って飛び込んでみたところ、これが大正解。暗闇の中でアップテンポの音楽やインストラクターの指示に合わせてぴょんぴょんと跳び続けると、滝のような汗をかき、いい運動になるのです。サウナも好きなのですが、トランポリンはサウナに入ったときと同じぐらい汗をかけます。爽快感が抜群のうえに、脂肪燃焼効果もあるそうで、実際、お腹まわりがすっきりしました。

3年前、故郷の新潟に戻り開業した際、職員の福利厚生も兼ねて、病院内に筋トレルームとサウナ室を設けました。現在はそこで毎朝、汗を流すことを日課にしています。もちろん、トランポリンも設置。週に1、2回、YouTubeで公開されているプログラムに合わせて飛び跳ねています。

自覚症状なく進行する糖尿病、早期発見のヒント

玉谷実智夫

糖尿病内科
玉谷クリニック院長

運動不足や食生活の乱れから、血糖値が高めの人が増えている。慢性化すると糖尿病のリスクを高める。血糖値を上げない日常生活のコツとは

玉谷実智夫　たまたに みちお
1960年生まれ。大阪大学医学部卒業。米国国立衛生研究所（NIH）に留学後、大阪大学医学部で循環器・糖尿病・脳梗塞の研究・臨床に従事。2008年、玉谷クリニックを開院。著書に『〝世界一わかりやすい〟最新糖尿病対策』など

知らずに進んでいるかもしれない

自覚症状はない

血糖値とは、血液中に含まれるブドウ糖の濃度を示す値で、食事をすると誰でも上昇します。食後に上昇した血糖値を安定させるために働くのが、膵臓《すいぞう》から分泌されるインスリンというホルモンですが、糖の摂取が多い生活を続けていると、やがては膵臓が疲弊してしまい、インスリンが分泌されなくなってしまいます。

インスリンの分泌機能が低下し、血液中に慢性的にブドウ糖が増えてしまうのが、いわゆる糖尿病です。

血液中のブドウ糖が過剰な状態が続くと、血管が硬くもろくなって動脈硬化が進みます。そうなると、毛細血管が詰まり必要な栄養素が全身に供給されづらくなるため、手足のしびれや筋萎縮などの神経障害が表れるのです。加えて、網膜にも栄養が行きわたらなくなった結果、目が見えにくくなることもあります。

HbA1c（ヘモグロビンエーワンシー）数値に着目

こうした症状が出るまでに10～20年ほどかかりますが、糖尿病の怖いところは、症状が悪化するまでほとんど自覚症状がないことです。進行を食い止めるために、年に一度は必ず健康診断を受けて、自分の血糖値を把握しておきましょう。

健康診断の結果を見るときには、『空腹時血糖値』ではなく、『HbA1c（ヘモグロビンエーワンシー）』の数値に着目してみてください。これは、**過去1～2ヵ月間の平均的な血糖値**を表しており、正常な数値は4・6～6・0の範囲内です。6・0以上になると糖尿病予備軍、6・5以上は糖尿病の可能性があります。あくまでも目安ですから、確実な診断には病院での血液検査が必要です。

なかには、HbA1cは正常なのに、食後に血糖値が異常に上がるという人もいます。

HbA1c（ヘモグロビンエーワンシー）とは？

ヘモグロビンは、血液中のブドウ糖と結合すると、グリコヘモグロビンという物質に変化します。一度ブドウ糖と結合すると、元にはもどりません。この性質を利用して、グリコヘモグロビンが血液中にどのくらいの割合で存在しているかを調べることで、検査前1〜2ヵ月間の平均的な血糖値の状態を知ることができます。

- 正　常　6.0％未満
- 予備軍　6.0〜6.4％
- 糖尿病　6.5％以上

発見しづらいことから「かくれ糖尿病」といわれています。こうしたケースは、体質的にインスリンの分泌量が少ない可能性が考えられます。家系的に糖尿病が多いという人は、病院で食後血糖値を調べておきましょう。

糖尿病を予防する、また、進行させないためには、血糖値を急激に上げない生活を心がけることが大切です。まずは食生活を見直してみましょう。血糖値を上げるのは、主に炭水化物に含まれる糖質ですから、今まで3食毎回ごはんを食べていた人は、1食分を抜くなど、無理のない範囲で糖質を減らすこと。運動も有効ですから、ぜひ習慣にしてください。

がんや認知症も進行させる

重症化すると全身の血管に障害をもたらす糖尿病は、がんや認知症などの発症リスクも高めます。過剰なインスリン分泌はがん細胞の増殖を促し、がんの発症率を高めることがわかっています。また、インスリンは役割を果たした後にインスリン分解酵素によって分解されます。この分解酵素はアルツハイマー型認知症の原因となるアミロイドβを分解する役割も果たしているため、インスリンの分解に使われてしまうとアミロイドβが溜まりやすくなり、認知症が進行しやすくなります。

糖尿病予防のQ＆A

Q1　炭水化物を減らした分、何を食べるべきか

A1　野菜やタンパク質を摂りましょう

食物繊維が豊富に含まれる炭水化物を減らすと、便秘気味になることも。食物繊維を摂るためにも、野菜を多く摂取しましょう。野菜に含まれるビタミンやミネラルは、糖を効率よくエネルギーに変換するのに役立ち、血流を改善する効果もあります。

加えて、肉や魚、卵などのタンパク質は、臓器や骨、筋肉の材料になる重要な栄養素ですから、多めに摂ってもOKです。ただし、肉の脂身やバターなどの動物性脂肪は、コレステロールや中性脂肪を増やすので控えめに。同じ脂質でも、魚介類やアマニ油、

エゴマ油などの植物由来の油に含まれるオメガ3系と呼ばれるα－リノレン酸は、免疫機能を改善する作用がありますから、意識して摂るとよいでしょう。

Q2 血糖値が上がりにくくなる食事法は？

A2 おかずから先に、ゆっくり、よく噛んで

炭水化物の摂取量が多い人、大食い・早食いの人は食後血糖値が急上昇しやすい傾向があります。朝はパンだけ、昼は素うどんだけなど、炭水化物のみの食事はもっとも悪い例といえます。食後血糖値の上昇に気づかず、同じような食習慣を続けていると、徐々に膵臓の働きが低下するおそれがあります。

『ゆっくり、よく噛んで食べる』『炭水化物のみは避け、なるべく品数の多いメニューを選ぶ』『野菜や肉、魚などのおかずから先に食べる』のが、食後血糖値をゆるやかにするコツ。さらに、食事の30分後に運動を取り入れるようにするとより効果的です。

Q3　血糖値を下げるには、どんな運動が有効？

A3　有酸素運動＋筋トレが効果的

血液中の余分な糖を効率よく消費するには、ウォーキングや自転車、スイミングといった有酸素運動がおすすめです。週に3日以上、30分〜1時間程度の運動を習慣にしましょう。

筋トレをして筋肉量を増やすことも大切です。筋肉が増えると糖が消費されやすくなり、血糖値が上がりづらくなります。ウォーキングを少しスピードアップして行うことで、筋トレ効果も期待できる運動になります。道具も不要でどこでも気軽にできるので、実践してみてください。

Q4　歯周病の人は糖尿病が悪化するのは、なぜ？

A4　歯周病菌がインスリンの働きを妨げるから

歯周病菌に含まれる毒素が歯肉から血管内に入り込み、血液中のインスリンの働きを妨げるため、糖尿病が進行しやすくなると考えられています。一方、糖尿病の人は、殺菌作用がある白血球の働きが悪くなるため、歯周病が進行しやすいのです。歯周病が進行して歯を失ってしまうと、食べ物をしっかり嚙めなくなって消化・吸収が悪くなり、血糖値がさらに上がりやすくなるという悪循環に陥るおそれがあります。糖尿病を悪化させないためには、口腔ケアにも気を配りましょう。

Q5　なぜ糖尿病の人は、新型コロナウイルス感染症で重症化しやすいのか？

A5　血液の流れが滞り、白血球の働きが鈍くなるから

糖尿病になると、血流が滞り、血液が末端の組織まで十分に到達しにくくなります。そのため、白血球の働きが弱まり、免疫力が低下して感染症にかかりやすくなるのです。血流が悪化すると、感染症の治療薬である抗生物質も行きわたりにくく、治療にも時間を要するため、その間に重症化してしまうケースがあります。

新型コロナウイルスに限らず、インフルエンザや肺炎などの感染症にも十分注意しましょう。

私の健康法

通勤の早歩きが効果大

野菜サラダをプラス

朝起きてから夜寝るまでのほとんどの時間を仕事に費やすという生活です。クリニックに患者さんが来ているのに、今日はここまでだからと帰ってもらうわけにもいきませんから、どうしてもクリニックの診療時間をオーバーしてしまいます。ですから、医者の不養生で、私の生活習慣がどこまで参考になるかなという思いもありますが、心がけていることをお話しします。

毎朝、4時、遅くとも5時に起床。電車でクリニックに向かいひと仕事してから、7時半～8時に朝食をとります。昼食は診療の合間の1～2時の間です。朝はサンドイッチにコーヒー、昼はおにぎりやお弁当といったものが多く、時には外食することもあります。工夫していることといえば、栄養バランスを考えて、必ず野菜サラダをプラスしていること。

夕食は、クリニックを終えて帰宅してからなので、どうしても遅くなりがち。10時には寝るようにしているので、夕食は少なめで、炭水化物はとりません。お酒はビールや焼酎の水割りを毎日、飲みます。

20分の早歩き、サボりつつ続ける

最寄り駅1つ手前で降りて、早歩きでクリニックに向かいます。時間にして約20分なので、ちょうどいい運動です。帰りも早歩きで駅に向かいます。

早歩きの利点は有酸素運動に筋トレの両方の効能が期待できるということです。若いときは、太っていて血圧も高め、絵に描いたような糖尿病予備軍でしたが、現在は血圧も血糖値もとくに問題ありません。この早歩き習慣のおかげだと思っています。

もっとも、寒い日も雨の日も必ずというほどストイックに行っているわけではありません。今日は雨だからやだなあという日や、前日に睡眠不足だったりしてしんどい日には、積極的に休んでしまいます。サボりたいときにはサボるぐらいの気持ちで取り組んだほうが、長く続けられると思います。

血糖値測定機で自分の値を知る

診療に役立てるためにも、自分の健康管理のためにも、血糖値のコントロールには気を配っています。近年、血糖値測定機は進化しており、腕にシールのようなミニセンサーを貼るだけで、専用のリーダーを近づけると画面にピッと血糖値が表示されるという画期的な機器が登場しています。2週間の幅で細かく変動がわかるので、定期的に自分の血糖値を測定しています。

実は、血糖値の変動を知るのはなかなか難しいことです。一般的には、健康診断などで血液検査をして、そこで初めて血糖値がわかりますが、それは、あくまでも一時的なものでしかありません。定期的な変化を見る必要があるのです。この測定機は、医療機関でも使われていますし、糖尿病の患者さんが個人で購入することもできます。

わかっちゃいるけどやめられないのが人間

多くの患者さんに幸せになってもらいたいと、クリニックの分院を増やそうと計画中です。夢を実現するためにはまだ何年もかかりますから、健康でいなくてはならない、そう思っています。

健康になる、健康でいるのは何のためなのか、できるだけ具体的にイメージしてみてください、と患者さんによく話しています。というのもお酒にしろ、甘いものにしろ、体に悪いとわかっちゃいるけどやめられないのが人間。運動したほうが体にいいとわかっているけど、続かないのが人間。体にいい悪いだけでは、実は行動変容にはつながりづらい、そう思いませんか。

そこでモチベーションになるのが、健康になって何をしたいかという目的や目標。できるだけ具体的にイメージすることが、自分の行動を改めることにつながるのです。

聴力は30代から老化。「聞こえにくさ」を放置しない

小川 郁

耳鼻咽喉科
オトクリニック東京院長

高齢化が進むなかで「難聴対策」は欠かせない。「聞こえ」の維持はQOLを高めるだけでなく、認知症の発症リスクを下げることに繋がると報告されている。耳をいたわり、〝聴く力〟をキープするためのコツを難聴研究の第一人者に聞く

小川 郁《おがわかおる》
1981年慶應義塾大学医学部卒業。慶應義塾大学名誉教授、株式会社オトリンク代表取締役、オトクリニック東京院長。慶應医師会会長、日本耳科学会顧問、国際耳鼻咽喉科振興会副理事長等を歴任。監修書に『「よく聞こえない」ときの耳の本』『難聴・耳鳴り・めまいの治し方』など

大きな音にさらされるほど難聴は早く始まる

音を脳に伝える電気信号が減少

小さな音や高い音が聞き取りにくくなった、聞き間違えが増えた……。これらに思い当たる人は加齢性難聴の可能性があります。

人間は、耳で集めた音を電気信号に変えて脳に伝え、音や言葉として認識します。ところが、加齢で血流が滞ったり、代謝が悪くなったりすると、音を電気信号に変える有毛細胞が劣化して、電気信号の量が減少。すると脳にうまく信号が届かなくなり、音が聞き取りづらくなるのです。有毛細胞は再生したり増えたりしないため、一度聴力が衰えてしまうと、残念ながら元の状態に戻ることはありません。

加齢による聴力の低下は、30代ごろから始まり、少しずつ進行するため自覚しづらいようです。家族や友人から、テレビの音量や話し声が大きいと指摘されて初めて自覚するケースが多いのです。イヤホンを着けて大音量で音楽やラジオを聴くなど、大きな音にさらされる時間が長い人ほど難聴が早く始まり、進行スピードも速い傾向にあります。

70代5割、80代8割が難聴

年齢とともに少しずつ進行し、70代になると半数、80代以上では約8割が難聴といわれる状態になります。耳の聞こえを少しでもよい状態で長くキープするには、できるだけ静かな環境で過ごすことが大切。耳を酷使していないか、毎日の生活習慣を見直してみましょう。

WHO（世界保健機関）によると、耳を傷めない1週間あたりの音量と音にさらされる時間は、走行中の電車内や飛行機の機内と同じ80デシベルで40時間まで。就寝時は、寝室をできるだけ静かな状態に保ちましょう。旅行などで長時間、乗り物を利用する際は、耳を守るため耳栓をするようにしましょう。

また、**音を電気信号に変える有毛細胞を活性化させるために、脳への血流を促すことも重要なポイント**です。規則正しい生活と一日3回のバランスのよい食事、一日7000〜8000歩のウォーキングといった運動が血のめぐりを促します。生活習慣病も血流を滞らせる原因となるため、改善に努めましょう。

認知症発症にかかわる重要な因子

耳は聞くだけでなく平衡感覚を司る器官でもあり、お互いに影響を受けやすいため、**難聴が進行するとめまいを併発することも**。めまいによって転倒するリスクも高まります。とりわけ高齢者の場合、転倒で大腿骨を骨折し、寝たきりになるおそれもありますから注意が必要です。また、聞こえにくさから人とのコミュニケーションや外出を避けるようになり、認知症が進行することもわかっています。

会話が聞き取りづらいなど、生活に支障をきたすようなら、補聴器の使用を検討しましょう。補聴器は聞き取りにくい周波数の音を増幅させて脳に届け、脳の聴覚野の機能を助ける医療機器です。かけたらすぐに見えるめがねとは違い、使い始めてから耳が慣れるまで少し時間がかかります。その人の聴力や生活環境に合わせて、周波数を合わせたり、大きすぎる音を抑えたりといった調整を繰り返すことで、よく聞こえるようになります。

なお、補聴器とよく似たものに集音器があります。こちらは音を大きくするだけのものので、医療機器ではありません。いずれも通販やめがね店などで手軽に入手できますが、自己判断で使うと、かえって耳を傷めることも。耳鼻咽喉科などで相談のうえ、購入することが大切です。

難聴はほかの病気が原因になっていることもあります。少しでも聞こえに違和感を覚えるようなら、耳鼻咽喉科に相談しましょう。

聴力をキープする耳にやさしい生活

1 現状の「聞こえにくさ」を知る

聴力の衰えは自覚がないことも多いので、次ページのチェックリストで心当たりがないか確認してみましょう。**『はくしゅ』を『あくしゅ』に、『はな』を『あな』に聞き間違えるなど、子音の『か・さ・た・は』行の聞き間違え**が増えるのも、聞こえづらくなっていることの表れです。

「聞こえにくさ」チェックリスト

- □ 会話中に聞き返すことがある
- □ 後ろから呼びかけられても気づかないことがある
- □ 聞き間違えが多い
- □ 話し声が大きいといわれる
- □ 見えないところから車が近づいてきても気づかない
- □ 電子レンジの「チン」という音が聞こえない
- □ 耳鳴りがある

結　果

- 0個
  現状は問題ないと思われますが、聴力は急に衰えることがあるため定期健診は欠かさずに
- 1〜4個
  実生活で困っていることがあるはず。一度、受診しましょう
- 5個以上
  聴力の衰えが進んでいるようです。早めの受診が必須

出典：一般社団法人日本補聴器販売店協会ホームページより再構成

2 音量は朝を基準に。イヤホンは1時間

日常生活にあふれる音にも注意が必要です。テレビやラジオの音量は、一日の中でもっとも聴力の状態が良い起床時にちょうど良いと感じる程度に抑え、聞き取りにくくなったら視聴をやめましょう。

イヤホンやヘッドホンを使う場合は、周りの人の呼びかけに応えられる程度の音量で、一日1時間程度の使用に抑えましょう。

コンサートや観劇の際も、耳をいたわることをお忘れなく。スピーカーの近くの席は避け、コンサート用耳栓をして楽しんで。コンサート後に耳鳴りがしたら、許容量を超えたサイン。耳栓を使うなどしてできるだけ静かな環境で過ごすようにしましょう。

3 「ふくらはぎを揉む」と血流増

第2の心臓といわれるふくらはぎをもみほぐすことで、全身の血流を循環させましょう。準備運動として、まずは左右のひざと足首の曲げ伸ばしを5回ずつ行いましょう。

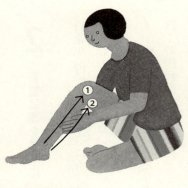

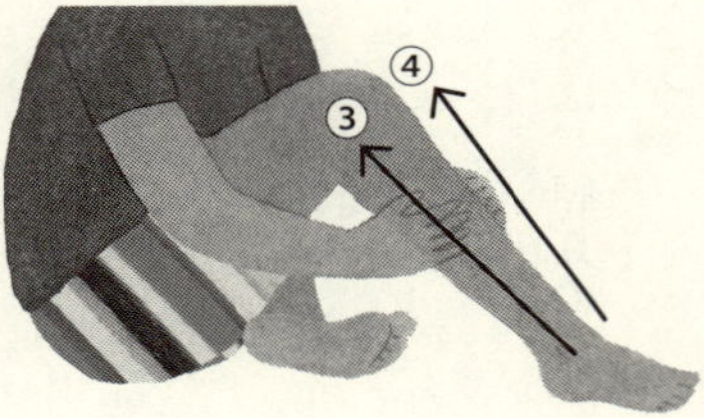

① 片方の脚のふくらはぎの内側を、下から上に向かってもみほぐす

② アキレス腱からひざ裏に向けてもみほぐす

③ ふくらはぎの外側を、下から上に向かってもみほぐす

④ すねを、足首からひざに向けてもみほぐす

⑤ さらに、②と④を繰り返す

⑥ ①〜⑤を、左右3〜5分ずつ行う

4 肩こり・首こりをほぐし、脳への血流を促す

肩や首は、心臓から脳へ血液を送る内頸動脈の通り道。肩や首の筋肉が緊張していると、脳への血流が滞りがちになります。肩や首のこりは、温めたりマッサージでもみほぐしたりして、こまめに解消を。枕は、高さや硬さが合うものを選びましょう。

音響療法で耳鳴りとつき合う

根本的な治療法がないものだから

24歳の時に難聴を患って以来ずっと両耳で耳鳴りがしています。原因ははっきりとしています。医師国家試験まであと数ヵ月というタイミングで肺結核になり、ストレプトマイシンという薬の注射を打ったことです。この薬の副作用に難聴があるのですが、私も注射を30数回受けたころ、ある日突然、難聴になり、耳鳴りが始まりました。最初は本当につらく、夜も眠れませんでしたが、3ヵ月も経ったころには慣れてしまいました。

おかげさまで国家試験は無事、合格しました。そのとき、同じ症状に悩む患者さんを救いたいと、耳鼻咽喉科領域の耳科学に身を投じることを決意し、現在に至ります。

難聴や耳鳴りは耳自体というより脳が関係している現象で、いまだ根本的な解決に導く特効薬も治療法もありません。そのため、脳をトレーニングして、いかに耳鳴りを気にせずに過ごせるようになるかが大切になります。そこでポイントとなるのが、音のある環境づくりです。シーンとした静かな環境はなるべく避けて、常に適度なボリュームでBGMを流しておくことで、耳鳴りに集中せずに済むようにするのです。これを音響療法といいます。私は日中も就寝時もBGMを流しています。クラシック音楽が中心ですが、ときにはジャスなど好きな音楽を選ぶこともあります。

耳鳴りには、補聴器の使用も有効です。私のグループでは、補聴器を使った音響療法の研究を進め、効果を上げています。私も補聴器を持っていますが、実は日常生活や一対一で話す際は、不便がないため使っていません。ただし、ミーティングや、学会で講演を聞いたりディスカッションするときには、聞き逃しや聞き間違え、聞き直しを避けたいので、安心のために着けています。

ストイックに追い込みすぎないほうがいい

耳は小さな器官で血管も細いため、血管や血流の健康維持も重要です。特に動脈硬化の影響を受けやすいので、生活習慣病はできるだけならないように気をつけ、必要ならば早めに薬を飲み始めることも検討すべきでしょう。

ストレスも血流に影響しますから、ストイックに自分を追い込み過ぎないことも大切です。私自身はといえば、糖尿病でないこともあり、おいしい食事やお酒を適度に楽しんでいるのですが、その代わり、少々血圧が気になるときは降圧剤を飲んだり、コレステロール値を気にかけるようにしています。

朝までぐっすり眠れる
室温、湿度、脳冷まし

坪田 聡

睡眠研究
雨晴クリニック院長

一年のうち暑い時期が長くなっている日本列島。気温の高い時期ほど睡眠のリズムは崩れやすい。睡眠の質を上げるためには寝室環境を整えること、昼間の過ごし方に鍵があるという。睡眠専門医が快眠術を解説する

坪田 聡　つぼた さとる

雨晴クリニック院長。1987年医師免許取得。高齢者を中心に睡眠障害の治療にあたるほか、睡眠の質を向上させるための指導や普及に取り組む。著書に『快眠ごはん』『専門医が教える毎日ぐっすり眠れる5つの習慣』など

快眠のコツ

寝室のエアコンは年中使用、入眠3時間後以降にオフ

人間の体温は、一日のうちで夕方から夜にかけてが最も高く、眠っている間に徐々に下がっていき、朝、目覚める前に一番低くなります。眠ってからスムーズに体温が下がることで、深い睡眠に入るのですが、気温が高い夏は体温が下がりにくくなるため、どうしても睡眠は浅くなりがちです。

さらに、家の中にこもりがちになることも睡眠に悪影響を及ぼします。ぐっすり眠るためには、日中、外に出て太陽の光を浴びることが大切ですが、陽に当たる時間が不足すると睡眠の質を悪化させてしまいます。眠りが浅くなり、睡眠不足が続き、疲れが溜まっていく。そうならないための快眠ポイントは４つあります。

1つ目は、寝室の環境を整えること。エアコンで室温と湿度をコントロールし、眠りやすい状態を作りましょう。**夏は室温は26〜28度、湿度は50〜60%が適正**。入眠してから3時間は眠りが深くなる時間帯です。オフタイマーにするなら、それ以降の時間に設定するのがベスト。暑苦しいと朝の目覚めも悪くなるため、起床する約1時間前にエアコンがつくように設定しておくのがおすすめです。熱帯夜の日は、夜中も気温が下がりにくいため、ひと晩中つけておくようにしましょう。

また、**冬も寝室ではエアコンを使用して、リビングと寝室の温度差をなくしておく。室温16〜19度、湿度50〜60%が目安**です。空気が乾燥しているので加湿器を使うなどして湿度を保ちましょう。

2つ目は、**昼間にしっかり太陽の光に当たること**。太陽の光は、意識をはっきりさせる覚醒系の神経伝達物質であるセロトニンを増やします。セロトニンが増えると、睡眠ホルモンと呼ばれるメラトニンの量も増えるため、良質な睡眠を促すことができるのです。

3つ目は、規則正しい食事です。**毎日、同じ時間に食事を摂ることで体内時計が整い**

ます。とくに朝食は体内時計のスイッチとなるため、必ず摂るようにしましょう。

若い頃より眠りが浅くなるのは自然なこと

4つ目は、**ストレスを減らすこと**。深刻な悩みがあるわけでもないのに、なかなか寝つけないということは誰にでもあるものです。マイナスの気持ちをベッドに持ち込んだり、眠れないことをくよくよ気にしたりしていると、それがかえってストレスになって寝つけなくなってしまいます。

そんなときは、思い切って一度起きてしまいましょう。別の部屋で15〜30分、音楽を聴いたり、雑誌を眺めたりして、再びベッドに戻ればよいのです。気持ちの切り替えができて、スムーズに睡眠に入れる可能性が高まります。

また、中高年〜シニア世代からは「若い頃に比べて眠れなくなった」と嘆く声が多く聞かれます。加齢とともに睡眠が短く、浅く、朝型になっていくのはごく自然なことです。**昼間眠くなるなどの支障が出なければ、睡眠は足りている**と考えてさしつかえないでしょう。若い頃と比べると活動量も減っているのですから、同じだけの睡眠時間は必要ないといえます。「いままで○時間眠れていたのに」と気にしすぎないことも、睡眠へのストレスを減らすことにつながるといえるでしょう。

快眠をサポートする4つの生活習慣

1 朝の栄養素、夜の栄養素　摂るタイミングがある

よい睡眠を得るためには、「トリプトファン」「グリシン」「ギャバ」の3つの栄養素を摂りましょう。

必須アミノ酸のトリプトファンは、セロトニンやメラトニンの原料となります。朝食でトリプトファンを摂ると、夜、メラトニンの分泌を増やし、スムーズな入眠を促します。

一方、夜に摂りたいのがグリシンです。脳に働いて、手足の血管の拡張を促す作用があり、体温が下がりやすくなることで、深い眠りを誘います。

ギャバには、気持ちを落ち着かせ、血圧を下げる作用があります。ギャバのリラックス効果は2時間程度なので、摂取するなら夕食時がおすすめです。いずれもサプリメントで摂る場合は、規定量をしっかり守りましょう。

●トリプトファンを多く含む食品例
牛乳や乳製品、豆や豆製品、卵、肉類、魚類など

●ギャバを多く含む食品例
玄米や雑穀、小魚、トマト、ココアなど

●グリシンを多く含む食品例
エビ、ホタテ、イカ、カジキマグロなど

2 冷感グッズで脳を冷やす

多種多様にそろう冷感グッズも、活用しましょう。睡眠には、日中活動した脳をクールダウンして休めるという目的があります。とくに頭を冷やすことが睡眠の質を高めるポイント。また、冷感シーツなど、肌で感じるひんやり感は、リラックス効果を高め、心地よい眠りへといざないます。

3 シャワーより湯船に浸かる

夏場であっても、湯船に浸かることが大切。寝る前に体温をしっかり高めておくと、その後の体温低下がスムーズになり、質のよい睡眠をもたらします。寝る1～2時間前に、38℃程度のぬるめのお湯に10～20分浸かるのがおすすめ。汗がひいたタイミングでベッドに入るのが理想的です。

4 就寝前のパソコン、スマホはご法度

寝る前のパソコン作業は、睡眠を妨げるため控えて。パソコンやスマホなどの画面が発するブルーライトは、脳を覚醒させてしまいます。とくにベッドの中でスマホをいじるのはNG。暗い寝室では瞳孔が開いており、スマホの強い光がより多く目の中に入ってきます。やむをえないときは、ブルーライトをカットするメガネをかけるようにしましょう。

私の健康法

昼寝20分の回復力

ランチ後の昼寝

昼食後20分程度の昼寝が日課です。気分がスッキリして、午後の診療にも意欲的に取り組めます。短時間の昼寝には、食後の眠気の軽減だけでなく、脳の疲労回復を促し、精神安定や心臓病・アルツハイマー病のリスクの低下といったさまざまなメリットがあることがわかっています。10〜20分の短時間の昼寝であれば、夜の睡眠にも影響はありません。昼寝の前にコーヒーなどカフェイン入りの飲み物を摂ると、ちょうど20分ぐらいでカフェインの作用で目が覚めますから、おすすめです。

規則正しく食事を摂る

夜、眠くなるためには、体内時計のリズムが規則正しく働いていることが大切。そのリズムを壊さないように、食事は毎日、決まった時間に摂るように心がけています。起床は6時半、朝食は朝7〜8時、昼食は12時〜12時半、夕飯は18〜19時というのが概ね私の食事の時間です。夜、22時には就寝というのがパターンです。

寝る前には、自然に体温が下がって体は眠るモードになります。スムーズに体温が下がることで深い眠りが得られるのです。食事を摂ると体温が上がりますから、夜の食事があまり遅くならないようにしています。寝る3時間前には食事を終えることを心がけ、また、食べすぎると消化に時間がかかり眠りを妨げるので量も少なめ。お酒は毎晩、日本酒1〜2合をたしなむ程度です。

1日1万歩を目指す

クリニックの行き帰りは車通勤。しかも運動する時間もないので運動不足になりがちです。そこで1日1万歩を目標にして、コツコツと歩くようにしています。そこで、重宝しているのが、持ち歩くだけで歩数をカウントしてくれるスマホの万歩計。今日はちょっと歩数が足りないなと思ったら、散歩や買い物に出かけたりして、生活の中で歩数を稼ぐようにしています。スマホに歩数計の機能が備わるようになってからの習慣ですが、かれこれ10年は続けている。おかげで体重もほぼ10年前と同じ体重を維持できています。

眠気を促すストレッチ

寝る前には、ベッドの上で軽いストレッチを行って体をほぐしています。筋肉を緩めることで気分的にリラックスでき、自然な眠気につながるのです。よい睡眠を得るためには、寝室は「眠る」ための専用の場所と決め、余計なものを持ち込まないようにしています。ですから、テレビも置いていません。「眠る」意外のことはほかの部屋でするように心がけていますし、不眠を訴える患者さんにも、そうするようにアドバイスしています。

朝、目覚めたらカーテンを開けて日の光を思いっきり浴びるのが日課です。窓の前で軽い体操をして5分くらい日の光に当たります。そうしているうちに、はっきり目が覚めますからおすすめです。体内時計は毎日、少しずつずれていくといわれています。朝日に当たることは、目から入った光が脳に伝わり、そのずれをリセットする重要な役目を果たしているのです。

免疫力アップの要、善玉菌を増やす腸活

川本 徹

消化器外科
犀星の杜クリニック六本木院長

近年、腸内細菌が全身の健康のカギを握っていることが解明されている。善玉菌が多いのが望ましいとはいえ、増やすのはそう簡単なことではない。「健康の9割は腸が司る」と明言する消化器専門医が腸内環境をよくする生活習慣を解説する

川本　徹　かわもととおる

1987年筑波大学医学専門学群卒業。専門は消化器外科。みなと芝クリニック院長などを経て、2022年より犀星の杜クリニック六本木院長。著書に『結局、腸が9割 名医が教える「腸」最強の健康法』など

悪玉菌の腐敗ガスが体調不良を引き起こす

イライラ、動脈硬化、大腸がんの引き金に

胃腸は、食物の栄養を消化・吸収して、活動するエネルギーを作り出す、いわば**元気の要となる臓器**。ところが、気候の変化や生活習慣に影響されやすいとてもデリケートな臓器でもあります。

腸の働きが弱くなると、腸内に悪玉菌が増えやすくなります。近年の研究により、この悪玉菌が発生させる腐敗ガスが、私たちの健康に大きな影響を与えていることがわかってきました。悪玉菌が産生するこの腐敗ガスは、おならや便、体のにおいを臭くするほか、腸の粘膜から吸収されて血液中に入り、皮膚までたどり着いて肌荒れを引き起こす原因になります。

また悪玉菌の増加は、ホルモンの分泌にも影響を与え、〝幸せホルモン〟と呼ばれるセロトニンの分泌を抑制します。すると、**疲れやすい、イライラする、やる気が出ない**といった症状をもたらし、メンタル面にも大きな影響を与えるのです。

こうした症状に加え、悪玉菌は深刻な疾患の原因にもなるため、やっかいです。免疫機能を低下させるので、**花粉症などのアレルギー**になりやすく、ウイルスや細菌にも感染しやすくなります。さらに、悪玉菌の出す毒素は、**高血圧、動脈硬化、糖尿病の引き金**になるほか、**大腸がんの原因となる慢性炎症を誘引**することもわかってきました。

短鎖脂肪酸は健康万能薬

悪玉菌の増殖を防ぐには、腸内の善玉菌を増やすことが肝心。善玉菌は、食物に含まれている水溶性食物繊維を主なエサにして増え、代謝物質として短鎖脂肪酸を作り出します。この短鎖脂肪酸が私たちの体にいろいろなよい働きをもたらすのです。短鎖脂肪酸が増えれば腸内は弱酸性になり、酸性を嫌う悪玉菌が減る効果があります。しかも短鎖脂肪酸には、腸内にその7割が存在するといわれる免疫細胞を活性化させ、免疫機能を正常に整える働きがあります。セロトニンの分泌を促し、メンタルを安定させる効果も。加えて、糖の代謝に関わるGLP－1（ジーエルピーワン）というホルモンの分泌を促すスイッチになっていることもわかってきました。つまり、善玉菌が増えると**糖の代謝を促進し、太りにくい体になって肥満の予防にもつながる**のです。

善玉菌2：悪玉菌1：日和見菌7　理想のバランス

理想的な腸内細菌のバランスは、善玉菌2：悪玉菌1：日和見菌7といわれますが、意識しないと善玉菌はなかなか増えません。患者さんの腸内細菌を調べてみると、善玉菌がまったくいないという人が少なくありません。タンパク質は悪玉菌の格好のエサになるため、肉類を多く食べる現代の食生活ではどうしても悪玉菌が増えがち。善玉菌のエサとなる食品を積極的にとることが肝心です。

ポイントの1つは前述したとおり、水溶性食物繊維。食物繊維がお腹にいいことは皆さんご存じでしょう。食物繊維といっても不溶性と水溶性の2種類があり、不溶性は便を形づくるという点から必要なものですが、善玉菌はあまり好物ではありません。一方、水溶性は善玉菌のエサとなり善玉菌の増殖を助けますから、**水溶性食物繊維のほうを積極的にとる**よう意識しましょう。

腸活というと、とかく食事ばかりに目がいきがちですが、腸の動きを促すことも重要です。悪いものをスムーズに出して、よいものが育ちやすい環境を作るためには、食物を腸の先へ先へと送り出すぜん動運動が大切。ぜん動運動は自律神経がコントロールしていますが、加齢によってその動きは弱まりますから、軽い運動やエクササイズで刺激して、動きを促進させましょう。

腸の働きをよくするネバネバ食材

1 善玉菌を増やすには、水溶性食物繊維

善玉菌のエサとなる食品を取り入れ、腸内環境を整えましょう。山芋やオクラ、ナメコなど、ネバネバ系の食品は水溶性食物繊維が豊富なので、意識してとるようにしたいところ。また、発酵食品も善玉菌のエサとなるので、おすすめです。

さらに、ビタミンB群の一つである「パントテン酸」には、腸のぜん動運動を促進させる働きがあります。腸の動きが活発になると、腸壁からムチンという粘液状の成分がよく出ます。このムチンも善玉菌のエサとなる成分です。

2 腸を動かすねじりのポーズ

●水溶性食物繊維を豊富に含む食材
ネバネバ系……**山芋、長芋、オクラ、ナメコ、モロヘイヤ、ワカメ、昆布、メカブ、モズク、納豆など**
穀類…………**大麦、オーツ麦、ライ麦、そば、豆類など**
野菜類………**ゴボウ、アボカド、ニンジン、キャベツ、セロリ、ラッキョウなど**
果物…………**リンゴ、プルーン、イチジク、イチゴ、ミカンなど**

●パントテン酸を多く含む食材
レバー、卵（黄身）、鶏のささみ、魚類、たらこ、カリフラワー、ブロッコリー、サツマイモ、干しシイタケなど

エクササイズでお腹まわりに物理的な刺激を与え、腸のぜん動運動を促しましょう。毎日、習慣にしたいところです。

ねじりのポーズ

体を左右にねじる動きは、停滞気味の腸の動きを活性化させるのに効果的です。

①
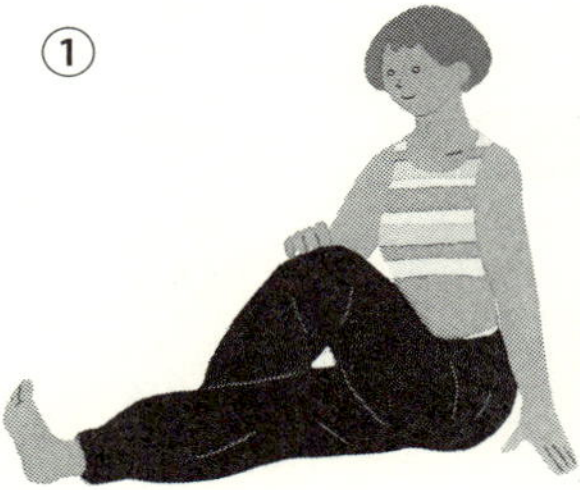

②
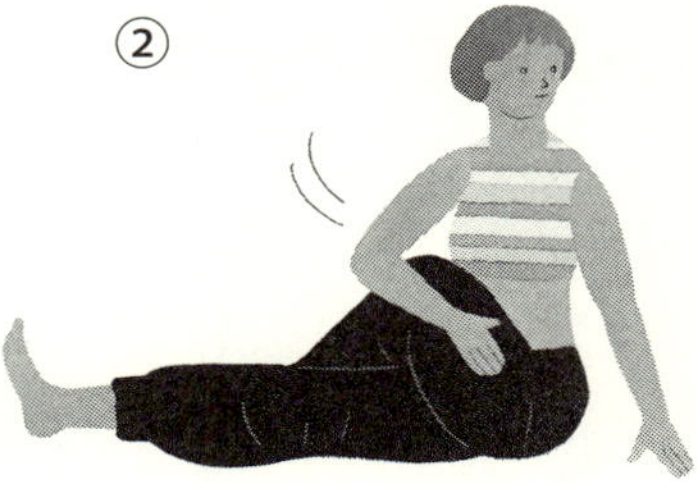

① 両脚をそろえ、前へ伸ばして座る。左ひざを曲げて、左脚を右脚の外側につける

② そのまま右腕で左のひざを抱えるようにして、上体を左側にひねる。左手は後ろの床につける。左のひざを胸に近づけながら、3～5回ゆっくり呼吸する

③ 脚を入れ替えて、反対側も同じように行う。1～3回

3 寝ているのに効果あり。うつ伏せ&腰もみマッサージ

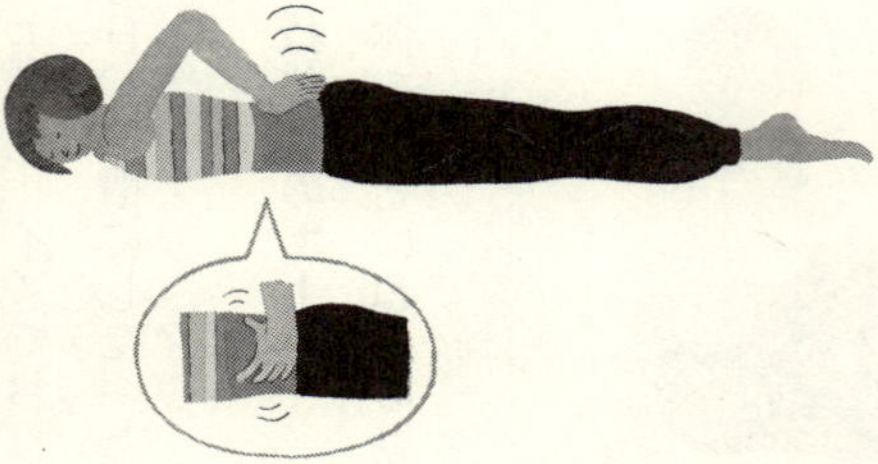

朝起きたら、布団の上でうつ伏せになり、その状態をキープしながら、背中から腰をさすって温めたり、わき腹をもむ。10分ほど経過したら、あお向けに戻る

うつ伏せになると腸が圧迫されるため、一時的にぜん動運動が制限されます。その状態をしばらく維持したあと、あお向けになると腸の圧迫が解除され、ぜん動運動の勢いがアップ。さらに、さすって温めたり、わき腹をもんで温めることで副交感神経が優位になるため、腸がリラックスしてぜん動運動が促されます。

私の健康法

うんちを観察、腸の調子を知る

うつぶせ体操が日課

毎朝、目を覚ましたら必ず「うつぶせ体操」を行います。体操といっても、体を動かすのではなく、うつぶせになって5～10分くらいじっとしているだけ。体を起こす準備を整えるという感じですが、お腹を圧迫することになるので、それが刺激となって腸のぜん動運動を促す効果があります。日によっては、朝食をとる前にお通じをもよおすこともあります。もう5年ぐらい続けている朝の習慣です。

お酢マヨドレッシングの効果

血圧がちょっと高めなので、塩分を控えるためにお酢を取り入れるように意識しています。その習慣のとっておきメニューが、お酢に少しマヨネーズを加えてコールスロー風の味付けにした野菜サラダです。お酢だけだとちょっと刺激が強い感じがしますが、マヨネーズを加えることでコクが出て、私好みの味になります。

キャベツの千切りやレタス、たまねぎといった野菜をこの自家製ドレッシングであえてしばらく置くと、水分が出てかさが減るので、量もたっぷりいただける。食物繊維もこれでかなり補給できます。

お酢を積極的にとるようになってから自分でも体調がいいと感じています。お酢は糖質や脂肪の代謝を助ける働きもあり、太りにくいというメリットもありますし、短鎖脂肪酸を含んでいますから、腸内の善玉菌を増やしてくれる効能も期待できます。

もち麦ご飯の食物繊維

ご飯は、白米にもち麦を混ぜて炊いたものを食べています。もち麦は食物繊維が白米よりもはるかに多いのが特徴。食物繊維の一種である「β-グルカン」も豊富で、免疫力を上げる作用があることで注目されています。もちもちとした食感があって腹持ちもよく、食物繊維もたっぷりとれて、免疫力も上がるというのですから、いいことづくめです。

以前、玄米を試したことがあるのですが、玄米は食べた後お腹が張ったりしてどうも調子がいまいちでした。それに比べ、もち麦は調子がいいので長続きしています。食事は毎日のことですから、どんなに健康によいといっても合わないものを続けるのは難しいもの。世の中には、これがいいというたくさんの情報がありますけど、いろいろ試食して、自分に合ったものをチョイスしたいところです。

うんちのチェックポイント

排便は毎日あります。そして、自分の便をチェックするのが日課です。便には食べたものの一部がそのまま出てきたりするので、少し観察すれば、だいたいいつ食べたものなのかがわかります。食べてから24時間ぐらいで出てきていたら腸の調子がいい証拠。2日前、3日前のものだったとしたら、ちょっと腸が弱っているなと考えます。

便が便器の中の水に沈むか、浮くかも見ておきます。便が全部、沈むようであれば、ちょっと水分が多すぎるのかな、腸が弱っているのかなと考えます。水分がほどよく吸収されて、食物繊維をそれなりに含んでいると、水に浮かぶものがあるはずです。

食べたものが腸の中にあまり長い時間滞留するのはよくありません。腸で滞留する時間が長ければ長いほど、便は臭くなります。その犯人は硫化水素といわれるガスです。硫化水素はがんの発生リスクをあげるといわれ、体に悪影響を及ぼします。便秘がよくないといわれるのは、そういう理由からです。

「かくれ脱水」に要注意！
いのちを守る水分補給

谷口英喜

脱水症対策
済生会横浜市東部病院患者支援センター長

年々、過酷になる暑さ。「熱中症」が心配な期間も長くなっている。高齢になるほど「渇き」を感じにくくなるため、脱水状態にも陥りやすい。日頃から意識を高めて熱中症に備える正しい水分補給とは

谷口英喜 たにぐち ひでき

1991年福島県立医科大学医学部卒業。その後横浜市立大学医学部麻酔科に入局。2018年済生会横浜市東部病院患者支援センター長。専門は麻酔学・周術期管理・脱水症など。著書に『いのちを守る水分補給 熱中症・脱水症はこうして防ぐ』

筋肉は「貯水タンク」――筋肉量が少ない人ほど危ない

高齢者と女性が熱中症になりやすい理由

近年の夏は、記録的な猛暑や熱帯夜が続き、熱中症で救急搬送される人が増加しています。

熱中症は、暑さによって体に熱が溜まり、体温が上がることで起こります。そもそも人間の体は、「血液循環」と「汗をかくこと」で適正な体温を保っているのです。「血液循環」の役割は、血液が体中をめぐって余分な熱を運び、皮膚の毛細血管を広げて放出すること。また、汗として出た水分が皮膚の表面から蒸発するときに、熱を奪って体温を下げてくれるのです。

ところが、暑い日は汗をたくさんかくため、体内の水分が不足気味に。すると、汗をかけなくなるとともに、血液のめぐりも悪くなり、体内に溜まった熱を逃がせなくなってしまうのです。深部体温が上がると、心臓や肝臓などの臓器が正常に働かなくなり、頭痛や吐き気、めまいやたちくらみといった症状が表れます。これが典型的な熱中症の初期症状です。

予防のためには、できるだけ体内に多くの水分を保持しておきたいところ。そこで重要な役割を果たすのが筋肉です。

筋肉はいわば貯水タンク。筋肉量が多い人ほど、体重に占める水分量の割合は多くなります。つまり、筋肉の少ない高齢者や女性、肥満の人は、体内に溜められる水分量が不足しがちで、熱中症になりやすいのです。

「かくれ脱水」を甘く見ない

とりわけ注意が必要なのが高齢者。筋肉量が少ないだけでなく、**暑さやのどの渇きに気づくセンサーが衰えるため、「かくれ脱水」に陥る**危険性が高まります。暑い日は外出時に限らず、家の中でも汗をかき、体内の水分が減っていきます。にもかかわらず積極的にエアコンを使おうとせず、水分補給も滞りがちだと、いつの間にかかくれ脱水が進行してしまいます。

かくれ脱水とは、いわば本格的な脱水にいたる手前の状態。ここで気づいて早めに対策することが、熱中症への進行を食い止めることにつながります。**足がつったり、尿の色がいつもより濃かったりしたら、水分不足のサイン。**すぐさま水分補給をしましょう。

自分では気づきにくいだけに、「今日は暑いからクーラーをつけて」「ちゃんと水分をとった？」と声をかけ合うなど、家族や友人同士で気にかけましょう。

3食食べて、水分と塩分を補う

ウォーキングなどの運動で筋力アップを図り、「貯水タンク」を大きくしておくことも予防に役立ちます。

そして夏本番ともなれば、何よりも欠かせないのが水分補給です。飲み物や食事などで1日2・5リットルの水分をとるのが目安。コップ1杯程度の水をこまめにとることを心がけましょう。

　食事には水分も含まれていますし、汗をかくことで失われる塩分も補うことができます。しっかり3食食べるのはもちろん、ご飯やパン、麺類などの主食に肉や魚、卵の主菜、サラダなどの副菜をそろえ、栄養バランスのとれた食事を意識しましょう。

頭痛、手足のしびれは初期症状

1 水分補給は1日8回。渇きを感じなくても

水分は、アルコール以外ならなんでもＯＫ。ただし、カフェインを含むコーヒー、お茶は、尿が出やすい人は控えましょう。カフェインに慣れていて、飲んでもすぐには排尿しない、という人でもカフェインのとり過ぎを避けるため、１日計１Ｌまでに抑えましょう。牛乳やジュースはカロリーが高いのでとり過ぎに注意しましょう。

高齢になるにしたがって、のどの渇きを感じにくくなり、つい水分補給を忘れがちになります。起床後、食事中、入浴前後、就寝前など『１日８回』と覚えましょう。何回とったか数えることで、飲み忘れを予防できます。

2 野菜、フルーツは水分補給＋体温を下げる

食欲がないときでも食事を抜かず、食べやすいものを少しでも口にするようにしましょう。キュウリやトマト、ナス、キウイ、スイカ、グレープフルーツなど夏に旬を迎える野菜や果物は、水分補給とともに体温を下げる効果もあります。

貯水タンクである筋肉を育てるため、肉・魚・乳製品といった動物性タンパク質と、大豆製品などの植物性タンパク質を1対1の割合でとるのが理想的です。

3 「かくれ脱水」を見つけるポイント

以下の項目いずれか1つでも当てはまるものがあれば、すぐに水分補給をしましょう。

同時に体調不良がある場合は、医療機関を受診してください。

□**握手をすると手が冷たい**
水分不足になると、血液が臓器に集まり、手足の先まで行き渡らなくなる

□**舌が乾いている**
唾液が減り、舌の表面も乾きやすくなる

□**手の甲の皮膚をつまむと、3秒以上形が戻らない**
皮膚の水分が減り、弾力性がなくなる

□**親指の爪を押して離すと、赤みが戻るのに時間がかかる**
指先の血管は細く、水分不足による変化が表れやすい

□**わきの下が乾いている**
わきの下は汗で潤っているものだが、水分不足だと汗が出なくなる

4 熱中症かも？　と思ったら

頭痛や吐き気、めまいやたちくらみ、こむら返り、手足のしびれなどを感じたら、熱中症の初期症状です。

まずは涼しい場所に移動し、太い血管のある前頸部の両わきや脚のつけ根、わきの下を冷やします。

同時に、経口補水液をとりましょう。水と、水を体内にとどめる働きをする塩分、水の吸収スピードをアップさせるための糖分がバランスよく含まれています。症状を改善させるために、できるだけ早く飲みきってください。

夏場は経口補水液を家に常備し、できれば外出時も持ち歩きたいところ。自分でペットボトルのキャップを開けられない状態であれば、危険信号。すぐに救急車を呼びましょう。

私の健康法

骨を温め、自律神経を整える

仙骨シャワーとつぼ押し

季節の変わり目は、バテ気味になることがあります。原因は、気温や気圧の変化による自律神経の乱れです。そのため、日ごろから自律神経を整えることを意識しています。

効果的なのは、仙骨を温めることです。仙骨とは、背骨の一番下、臀部《でんぶ》のふくらみのすぐうえにある骨のこと。体の表面近くにあって、脂肪や筋肉の少ない部分にあるため、外からの熱が伝わりやすいという特性があります。そのため、仙骨を温めると、その周辺を通る血液や神経も温められて、自律神経のバランスが整いやすくなるのです。

仙骨を温めるには、湯船に浸かるのが一番。それが難しいときは、仙骨からシャワーヘッドを10センチ離し、42、43℃のシャワーを強めに3、4分間当てる「仙骨シャワー」をしています。すると、体調が整い、食欲も湧いてきます。

つぼ押しもします。よく押すつぼは、ひざの下、すねの外側にある「足三里」。それから「曲池《きょくち》」というつぼで、これはひじを曲げたときにひじの内側にシワができますが、そのしわの親指側の先端にあるつぼです。仕事中など、ふとしたときに押して血流を促すことで、疲れを軽減したり、免疫力の向上が期待できます。

イカ・タコとキウイの効果

体づくりも大切です。スポーツは好きで学生時代はテニスをしていたのですが、相手も場所も時間も必要なので、続けにくいのが難点でした。そこで、医師になりたてのころから現在に至るまで、週に1回、1時間程度、筋トレマシンとランニングに取り組み、筋力維持とストレス発散に努めています。

ただ、50歳以降は、心掛けていても筋力は低下していきます。そこで、5年ほど前からタンパク質や滋養強壮効果が期待できるタウリンが豊富なイカ・タコと、タンパク質の合成に必要なビタミンCを豊富に含み、血糖値の上昇も抑えるキウイを日々の食卓に欠かさないようにしています。毎日のことですから、好きなものでかつリーズナブルな価格の食材から必要な栄養素を摂りたい、と考えた結果です。

こうした生活のおかげで、筋力はもちろん免疫力も維持しており、いまだに新型コロナウイルスにもインフルエンザにも罹患《りかん》せずに済んでいます。

一生使う目を長持ちさせるアイケア

平松 類

眼科
二本松眼科病院副院長

視力の低下や老眼に加え、白内障や緑内障などは、年齢を重ねるにつれ増える症状や病気です。人生100年時代、できる限り長く目の健康を維持するための正しいケア方法とは？

平松 類　ひらまつるい

二本松眼科病院副院長。眼科専門医。2003年昭和大学医学部卒業。目の健康に関する歯切れのよい解説に定評があり、メディア出演多数。著書に『患者が絶えないカリスマ眼科医がやっている失明しない習慣』など

現代人は目を酷使しすぎ

スマホ、パソコンの使用が負担をかける

脳に送られる情報の80％は視覚経由といわれるように、人間は目から入る情報に頼って生きているといっても過言ではありません。その割には多くの人が目の健康に無頓着すぎると感じています。

昔の人は太陽が昇ったら活動を始め、太陽が沈んだら眠るという生活スタイルで、目を使う時間は限られていました。ところが電気が発明され照明が普及すると夜間も活動できるようになり、目を使う時間が長くなってきました。現代はテレビやパソコン、スマホといったデジタルツールが普及し、さらに目に負担がかかる状況になっています。

老眼は眼精疲労を放置することで進む

古代の人々にとって、太陽が出ている時間は狩りの時間でした。獲物を見つけるにも、襲ってくる敵がいないか警戒するにも、必要になるのは周囲を見渡す目です。つまり、明るいところで遠くを見るのが人間に備わった自然なメカニズム。しかし現代では、テレビ、パソコン、スマホなどそれ自体が強い光を放つ明るいものを至近距離で見ることが増えています。人間にとってこれはとても不自然な行為といえ、目に負担をかける大きな要因になっているのです。

明るいものを近くで見ると、目のピント合わせを調節する毛様体筋に負担がかかるうえ、デジタルツールは高速の光の点滅で画面を表示させているため、よく見ようとして無意識にまばたきの回数が減ってしまいます。人間は通常1分間に20回程度まばたきをしますが、デジタルツールを使うと7回程度に減ることがわかっています。**まばたきが減ると目が乾き、眼精疲労を起こしやすくなります。**

眼精疲労が蓄積されると、やがて**視力の低下、老眼の進行をはじめ、白内障や緑内障**

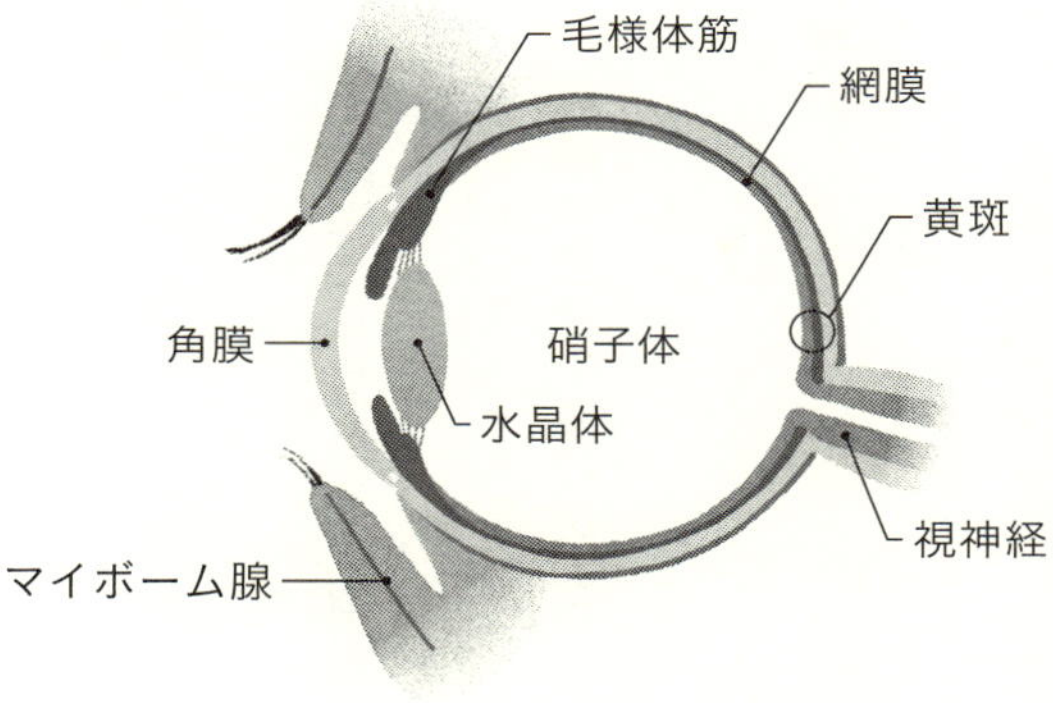

などの目の病気を招く恐れがあります。特に何もしないままにしていると、目はどんどん衰えていきます。目の疲労を放置せず、乾きやすさへのケアが大切。メンテナンスによって、健やかな状態を長く保つことができます。

1時間に1回は休憩、血流を促す

目の健康を維持するには、意識的に目を休める時間をつくることが大切です。スマホをはじめ、書き物、ミシンがけや手芸など、手元で行う作業は目に負担がかかります。1時間に1回は休憩をとりましょう。**2メートル先を5分程度見るだけでも毛様体筋のストレッチになり、目が休まります。**

タブレットやスマホで動画配信サービスを楽しむ人も増えています。最近はテレビでも視聴できるようになっていますから、できるだけ離れて、大きな画面で見ることを心がけましょう。

緑内障発症リスクを5割減らす

目の健康を守るには、全身運動も重要です。目には微細な血管がたくさん集まっており、**運動で全身の血行がよくなれば、目の血流もアップし、疲労回復、新陳代謝が促されます**。血流が悪くなることで発症リスクが上がる緑内障の予防にも効果的。運動習慣がある人はない人と比べて、緑内障の発症リスクが50％軽減されるという報告もあるほどです。

手軽に目の疲れをとるには、温めるのが有効です。温めるのは、加齢とともに減るマイボーム腺からの油分の分泌を促す作用があるので、ドライアイにも効果的です。

目の健康5ヵ条

1 ほうれん草と青魚を積極的に

意識してとってほしい栄養素が「ルテイン」と「DHA&EPA」です。黄斑と呼ばれる部分にある色素には目を守る働きがありますが、加齢とともに減少するため、光のダメージを受けやすくなります。**ルテインは、天然のサングラスとも呼ばれる栄養素で、ほうれん草やゴーヤー、ケールなどに**多く含まれています。**青魚などに豊富に含まれるDHA&EPAは、涙の質を改善し、ドライアイを予防**するのに有効な栄養素です。

どちらも不足しないよう、食事やサプリメントでしっかり補いましょう。

2 週3回の散歩、ウォーキングで血行促進

散歩やウォーキングなどで血流を促しましょう。**1回30分以上、週3日以上**行うことを心がけましょう。運動時は、近くから遠くまでいろいろなところに視線が動くので、毛様体筋のいいストレッチにもなり、眼精疲労の解消にもつながります。

3 ホットタオルでじんわり温める

濡らして絞ったタオルを電子レンジ（600W）で30秒ほど温めて、目の上にのせます。目の周りの血行が促され、眼精疲労の回復に有効です。じんわりと温まり、リラックス効果もあるので、夜、寝る前の習慣にするとよいでしょう。

※熱すぎると感じた場合は、少し冷ましてからのせること。

4 こまめな点眼で乾燥を防ぐ

目が乾燥すると、見えづらさや疲れを感じるだけでなく、目の表面が傷つきやすくなります。こまめに目薬をさして乾燥を防いで。また注意点として、目薬は一度開封したら使い切れなくても2ヵ月で処分するようにしましょう。開けてから長期間たつと細菌が繁殖して目の健康に悪影響を及ぼす恐れがあります。

5 2年に一度は眼鏡のチェック

度が合わない眼鏡は、それだけで目に負担をかけてしまうことになります。近視も老眼も進行するので、2年に一度は度数をチェックして、合わなくなっている場合は作り替えましょう。レンズのコーティングも2年ぐらいで効果が薄れる可能性が高いのです。

私の健康法

早めの老眼鏡をおすすめ

遠くを見て目を休める

毎日の診察に手術、一方で書類仕事もあり、何かと目を酷使する生活だと思っています。眼科医としても目は大切にしたい。酷使しすぎたらケアすることを意識しています。

手元を見る作業が続くときは、1時間に1回は遠くを見て目を休めるようにします。もちろん、手術中はさすがにそんなわけにはいきませんが……。6メートル以上遠くを見るのが理想的ですが、家の中やクリニックではそんな環境は作れません。屋内ではせいぜい2メートルぐらいの距離になりますが、それでも充分、目を休めることにつながります。壁に何か目印になるようなものを貼っておいて、1時間に1回はそこを見るようにするといいでしょう。

湯舟に浸かりながら温タオルもいい

目の疲れをとるには、温めることが有効です。お風呂に入って湯船につかりながら温かいタオルを目に当てるというのでもいいと思います。目には微細な血管がたくさんありますから、温めることによって血行が促進され、疲労物質を排出するのに役立ちます。私は寝る前に、市販のグッズで目を温めるのが日課です。目が温まると気分的にもリラックスして入眠モードに入るのでしょうか、スムーズに眠りにつけます。

近年、ドライアイの症状を訴える人がとても増えていますが、目が乾くのもよくありません。眼精疲労のもとになりますし、目の表面が傷つきやすくなります。私も目の乾きを覚えたらこまめに目薬をさすようにして予防しています。1日4~5回はさしていると思います。

緑内障予防のため野菜ファースト

私の両親が緑内障を患っていることもあり、自分自身もそのリスクが高いだろうと考え、予防を意識しています。食事は、野菜から先に食べるなどして、なるべく血糖値を上げない食べ方を心がけています。というのも、緑内障は、高血圧、糖尿病といった生活習慣病や血管の衰えで悪化します。目はすごく小さな臓器ですから、ちょっと血流が悪くなっただけでも、その影響を強く受けてしまうのです。

黄斑変性などの病気を予防するルテインが豊富に含まれているほうれん草をよく食べています。また、黄斑変性には、ビタミン不足もよくないとされているので、マルチビタミンのサプリメントを摂ってビタミン不足にならないようにしています。

緑内障の予防には、運動もとても大切です。とはいえ、なかなかまとまって運動の時間をとるのは難しいので、仕事帰りにちょっとジムによって軽めの筋トレをするという感じです。週3回は行くように頑張っています。

老眼鏡を30代から使用

私が老眼鏡を使い始めたのは、30代後半です。特別、老眼の進み方が早かったということではなくて、最も目に負担をかけるのは手元を見るときなので、その負担を減らそうと長時間のデスクワークのときに使い始めました。

皆さん、老眼鏡にはどうも年寄りじみたイメージがあるようで、できるだけ使わずにがまんしている人をよく見かけるのですが、積極的に使っていただきたいですね。見づらいのにがまんして見るほうがよっぽど目に負担をかけることになるからです。30代からでも老眼鏡を使うことをおすすめします。

また、老眼鏡を使うのが早いと老眼が早く進むのでは？　という人もいるのですが、そんなことはありません。老眼は加齢とともに誰でも進むもの。老眼鏡の使用歴とはまったく関係がないので、ご安心を。

その胃の不調、「機能性ディスペプシア」かも？

三輪洋人

消化器内科
川西市立総合医療センター総長

近年「機能性ディスペプシア」という新しい病気の概念が登場している。胃の不調やストレス由来の不調と見分けるポイントは？　症状を和らげる生活習慣は？　消化器内科の第一人者が詳解

三輪洋人　みわ ひろと

川西市立総合医療センター総長。1982年鹿児島大学医学部卒業。兵庫医科大学病院消化管内科主任教授、同内視鏡センター長を経て現職。専門は逆流性食道炎、機能性胃腸症、ヘリコバクターピロリ感染症など。著書に『「胃もたれ・胸やけ」は治せる』『胃は歳をとらない』など多数

原因は自律神経の乱れにある

胃は衰えにくい臓器

胃かいようや胃がんなどの病気があれば話は別ですが、胃は本来、とても丈夫な臓器です。加齢による影響もそれほどなく、仮に20歳と90歳の健康な人の胃を取り出して、どっちがどっちと問われても、医師の私でも判断しづらいほどで、健康であれば、いくつになってもしっかり働いてくれる臓器が胃なのです。

ところが、加齢とともに胃の調子を崩す人が増えます。実は、そこに自律神経が大きく関わっているのです。胃は手や足と違って自分の意思で動かしているわけではありません。食べ物が入ってきたら、適切なタイミングで膨らんで胃液を分泌し、ぜん動運動によって食べ物を攪拌《かくはん》して腸へと送っていきます。そうした機能をすべてコントロールしているのが自律神経なのです。とても、重要な役割を果たしている自律神経ですが、やはり寄る年波には逆らえず、加齢によって乱れやすくなるため、胃が十分に膨らみづらくなったり胃液の分泌が滞ったりして、不調を起こすのです。

慢性的不調はストレス由来かも

さらに、ストレスも自律神経に悪影響を及ぼします。悩みごとがあると胃が痛んだり、食欲不振に陥ったりという経験は誰しもあるでしょう。不安やストレスは自律神経を乱れさせる大きな要因になり、胃の働きを悪化させます。したがって、あれこれ考えながら食事をするのはとても悪い習慣ということになるのです。考えごとがあっても食事どきは忘れて、料理を味わいながら楽しく食事することを意識しましょう。

ストレスが自律神経に与える影響が大きくなると、慢性的に胃の不調をもたらすことにもつながります。胃の具合が悪いと言って来院し、検査をしてもこれといった病気が見つからない、というケースは少なくありません。病気ではないのに胃の不調が続くようなら、機能性ディスペプシアの可能性があります。

食事を始めてすぐにお腹いっぱいになってしまう早期膨満感や、**食後の胃もたれ**、**胃痛**、**みぞおちが焼けるような感じ**などの症状が**半年以上続き、週に2、3度の頻度で起こる場合、機能性ディスペプシアと診断**します。胃の不調が頻繁に起こると、「食べる」ことに恐怖心が芽生えたり、気分の落ち込みをともなうこともあります。機能性ディスペプシアという病名は、あまり聞き慣れないかもしれませんが、近年患者数が増えています。

症状を引き起こす原因として、「胃の働きが悪くて、十二指腸に送られないこと」「胃酸過多」「胃の知覚過敏」「ストレス」などが挙げられますが、どれか1つだけの原因で機能性ディスペプシアになるわけではなく、さまざまな原因が複合的に影響していると考えられます。

治療は主に内服薬で不調を改善します。内服薬として最初に使われるのは、①胃酸が出るのを抑える薬（プロトンポンプ阻害薬、ヒスタミンH_2受容体拮抗薬）、②胃の動きを良くする薬（アコチアミド）、③漢方薬（六君子湯）の3種類です。

胃酸に対し敏感に反応することで痛みが出る場合には、プロトンポンプ阻害薬、ヒスタミンH_2受容体拮抗薬により胃酸が出るのを抑えることによって、症状を改善することができます。また、胃の動きが悪くなって食べ物が胃に長時間残り、胃もたれが出たり、十分な量の食事がとれなくなったりする場合には、アコチアミドにより胃の動きをよくすることで症状を改善します。漢方薬である六君子湯は胃の動きをよくするだけではなく、精神的な不安も改善する作用があります。

胃の調子を崩さないためには、ストレスを溜め込まないこともポイントです。暴飲暴食を控えるのはもちろん、自律神経のバランスを保つ生活習慣を心がけましょう。

機能性ディスペプシアの主な症状

すぐにお腹いっぱいになる・食欲不振

通常、胃に食べ物が入ると胃の上部が膨らみ、食べ物を溜めておくことができる。しかし、胃の機能が低下すると十分に膨らまないため、食べ物を溜めておけずにすぐにお腹いっぱいになる。

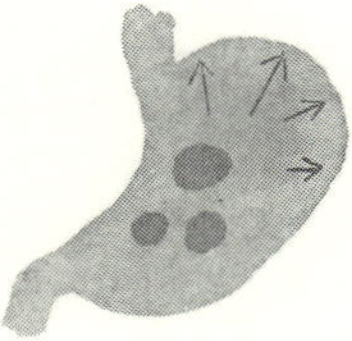

胃もたれ・胃が重い

食べ物が胃に入るとぜん動運動が起こり、胃から十二指腸へと食べ物が送られるが、ぜん動運動がにぶくなると胃もたれなどの症状を起こす。

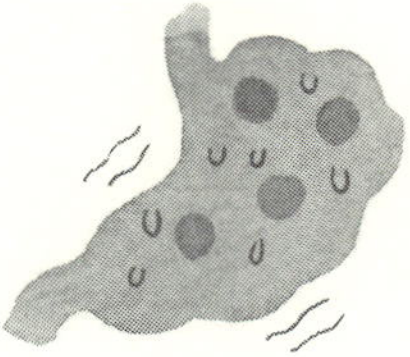

みぞおちの痛み、みぞおちが焼けるような感じ

胃の粘膜が胃酸に対して敏感になり、みぞおちのあたりが痛んだり、熱く感じたりする。

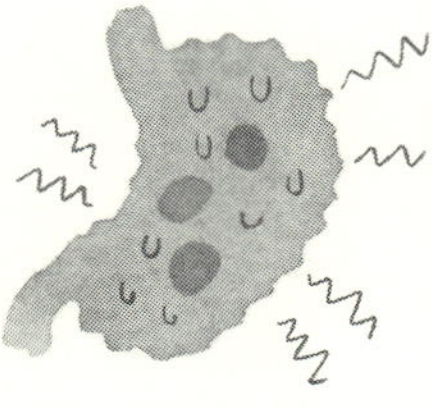

胃の働きを整える6つの習慣

1 食事・運動・睡眠のリズムを整える

自律神経のバランスを保つには、食事・運動・睡眠のリズムを整えることが大切。毎朝決まった時間に起きて、朝食をしっかり摂ること。また、散歩など30分程度の軽い運動を毎日、取り入れるようにしましょう。夜もできるだけ同じ時間帯にベッドに入るようにして、夜ふかしは避けて。こうした規則正しい生活を心がけることで、胃の調子は改善します。

2 胃酸を刺激しない食べ方を

食べすぎたり、脂肪分を多く摂ったりすると、しっかり消化しようとして、胃酸が多く分泌され、胃もたれや胸やけの原因となります。それを抑えるには、脂っこいものは控えめにして、腹八分目を心がける。また、横になると胃酸が逆流しやすいので、食後すぐに寝ころぶのはやめましょう。

3 胃を圧迫しない

腹部が締めつけられると胃酸の逆流を招きやすくなります。前かがみになるデスクワークを長時間続けるのは避けましょう。姿勢を変えたりストレッチしたりして、時々体を動かして。ウエストをきつく締めるタイトな洋服も腹部を圧迫してしまいます。

4 刺激物を控える

辛いものや酸っぱいものは、胃酸の分泌を刺激しすぎるので、胃の調子が悪いときは控えましょう。LG21乳酸菌は、胃もたれや胃痛といった胃の不調を改善するといわれています。LG21乳酸菌入りのヨーグルト摂取を習慣にするのもよいでしょう。

5 市販薬で軽減

胃の不調を感じたときに頼りになるのが、手軽に入手できる市販薬です。食べすぎなどによる食後の胃もたれには、消化を助けるタイプの薬。また、胸やけや胃のむかつきなどがある場合には、胃酸過多の可能性があるので胃酸の分泌を抑えるタイプの薬ということになります。ただし、服用しても改善が見られなかったり、不調が長引く場合には、病気が隠れている可能性があるので、医師の診断を仰ぐようにしましょう。

6 ピロリ菌検査を受ける

健康な胃の粘膜はふかふかの絨毯のような状態ですが、ピロリ菌に感染すると、胃の粘膜は薄くすり切れて炎症を起こし、胃かいようや胃がんを引き起こします。50歳以上の約半数が感染しているといわれます。検査で早めに見つけて除菌をすれば、発症リスクを下げられます。検査には健康保険は適用されませんが、除菌治療は適用されます。一度、受けておくと安心です。

「主観的健康観」を高めたい

楽しさを重視

胃の調子が悪いと感じたときには、刺激の強いものは食べないように配慮していますが、ふだん調子がいいときは、毎日のよう晩酌を楽しんでいますし、食事も基本的には食べたいものを食べています。できるだけ誰かといっしょに会話しながら、楽しい時間にするように心がけています。

世の中健康情報があふれているからでしょうか、あれを食べちゃだめ、これもいけないと気にするあまり、それがストレスとなって体を蝕《むしば》んでいる、つまり、健康が損なわれている人がとても多いと感じています。「主観的健康観」という言葉があり、これは快適に日常生活を送れている（＝健康である）と自分自身が自覚しているかどうかを表します。食事は毎日のことですから、おいしく味わって、楽しい時間にすることで、幸福感や主観的健康観が高まります。「病は気」からの言葉の通り、今日はこれ食べたから、もしかして胃に悪いかも、病気になるかもなどといちいち不安にかられていると、食事そのものが楽しくなくなりますし、次第に健康も損なわれていってしまうでしょう。

趣味といえば、私の場合はゴルフです。月に4～5回のラウンドを楽しみにしています。1回のラウンドで1万7000歩ぐらい歩きますから、ゴルフが体力向上・太りすぎの予防にもなっています。

定期検診を怠らない

ただ、2年に一度は胃カメラ検査をして、胃かいようや胃がんなどの病気がないかチェックしています。病気がなければ、いくつになってもしっかり働いてくれます。胃は本来、丈夫な臓器ですから。

消化器内科医であっても年に一度や二度、胃の調子がすぐれないときがあります。そんなときは胃にやさしい食事を意識すると1～2日もすれば回復します。

大事なのは、病気がないかをしっかりチェックしておくこと。そうすれば、多少の不調があっても、もしかしたらがんかも？　などと心配せずに済みます。胃がんの原因はほぼ１００％ピロリ菌が原因であることがはっきりしています。ピロリ菌検査を受けたことがなければ必ず受けて、ピロリ菌がいたら除菌することをおすすめします。私も除去済みです。

胃カメラ検査は苦しいというイメージをお持ちの方がいらっしゃるかもしれませんが、今は麻酔を使用した鎮静化内視鏡検査が普及しており、苦痛は大幅に軽減されるようになっています。

かゆみと乾燥の救世主
「泡を肌に置くだけ」
の洗い方

宮田智子

皮膚科
なでしこ女性診療所院長

肌のかさつきが悪化して、ひび割れ、湿疹などを引き起こし、かきむしりたくなるほどのかゆみが襲うことも。積極的なケアをする機会が少ないせいか、男性は症状が重くなりがちでもある。皮膚科医直伝、肌トラブルを予防する「洗い方」と「保湿」とは

宮田智子　みやたさとこ

なでしこ女性診療所院長。1996年香川医科大学卒業。2003年東京大学大学院医学系研究科修了。東京大学産婦人科医局入局後、同大学医学部附属病院などに勤務。2017年婦人科と皮膚科を併せ持つクリニックを開業

洗顔フォーム、ボディソープは一日1回まで

泡を肌に置くだけ。こすってはいけない

冬場は、ちょっとお手入れを怠ると白い粉をふくなど、何かと肌のトラブルが起こりがち。その原因は乾燥です。そもそも人間の皮膚の表面にある角質層には、肌内部の水分が蒸発するのを防ぐバリア機能が備わっています。しかし、加齢とともにこのバリア機能が衰えるため、水分保持力が低下していきます。また、角質層の表面を覆っている皮脂膜も水分を保持する役割を果たしているのですが、皮脂膜をつくる材料となる皮脂や汗も、年齢とともに分泌が減少していくため、乾燥しやすくなるのです。

肌の乾燥が進むと、指の曲げ伸ばしでひび割れたり、あかぎれができたりと、全身の皮膚が外からの刺激に敏感になります。洗剤や化粧品などにも反応しやすくなり、かゆ

みや痛みを引き起こすことも。とくに60代後半以降は加齢で肌のターンオーバーが乱れ、角質層が厚くなっていることもあり、我慢ができないほど全身の肌がかゆくなる「老人性乾皮症」や、乾燥が原因で湿疹ができる「皮脂欠乏性湿疹」に悩まされるケースが増えます。かきこわすとそこから細菌などが入って炎症を起こし、ただれの原因になるため、かゆみのもととなる乾燥を起こさないことが大切です。

洗い過ぎが肌の乾燥を助長するので、まずは洗い方を見直しましょう。朝晩の洗顔のたびに洗顔フォームを使う人がいますが、皮脂膜がはがれ過ぎてしまうため、一日1回にとどめましょう。

女性の場合はメイクを落とす方法にも注意が必要です。**クレンジング剤は肌になじませたら、5分ほどそのまま**の状態で汚れが浮くのを待って、水や30℃以下のぬるま湯で洗い流します。ゴシゴシこすると肌がダメージを受けるため、スクラブ入りのクレンジング剤や拭き取るタイプのものはおすすめできません。

こすらないほうがいいのは、体を洗う際も同様です。せっけん類には、しっかりと泡立てた状態で使えば、泡が汚れを浮かせて落とすという性質があります。ですから、**体**

を洗う際は、ボディソープを手のひらで泡立て、肌に置くだけで十分。ナイロンタオルやボディブラシは肌を傷つけて、乾燥を助長させる原因になります。

保湿は「ヘパリン類似物質入り」を一日2回

洗ったあとの肌は水分が蒸発しやすいため、できるだけ早く、保湿剤でケアすることが大切です。顔と同様、体にも保湿剤をていねいに塗ってあげましょう。入浴後を含めた一日2回の保湿ケアを習慣にするだけで、全身の乾燥がかなり改善するはずです。

とはいえ、厳しい冬の乾燥は肌荒れを悪化させてしまいがち。その場合は、より効果が高い保湿成分配合のもので早めに対策しましょう。乾燥肌治療薬にも使われている「ヘパリン類似物質」入りのものが有効です。保湿効果が高いうえ、ローションやクリームなどいろいろなタイプがあり、顔にも体にも使えます。

さらに、ひじやひざ、かかとなど、とくに角質層が硬くなってしまった部位には、皮膚を軟らかくする作用もある尿素入りクリームが効果的です。

皮膚が割れたりめくれたりしている部分には、保湿に加えて肌の表面を刺激から保護するワセリンが適します。ワセリンは硬くてベタつくので、より軟らかくて塗りやすい白色ワセリンのほうが使い勝手がよくおすすめです。

いずれも手軽にドラッグストアで手に入ります。

なお、肌の乾燥には甲状腺障害などの病気がひそんでいる可能性もありますから、本書で紹介しているセルフケアで改善しない場合は、早めに皮膚科を受診しましょう。

肌の水分を失わせない衣食住

1 水仕事では手袋をつける

家事や手洗いは手荒れの最大の原因。洗剤やせっけんはもちろん、水に触れただけでも皮脂膜ははがれます。食器を洗う、拭く、野菜を水洗いする、洗濯物を干すなど水に触れる家事の際は、必ず手袋をつけましょう。また、水仕事のあとはハンドクリームで保湿を。

2 保湿に効果のある食材を摂る

肌の細胞が生まれ変わるターンオーバーが進まず、古い角質がたまると肌の水分保持力が低下します。ターンオーバーを促すため、豚肉や卵、大豆製品といったビタミンB群を含む食材を摂りましょう。また、ナッツ類やほうれん草などに含まれるビタミンEも、ターンオーバーのサイクルを整えてくれます。

3 部屋の中では加湿を。暖め過ぎに注意

エアコンのように温風が出る暖房器具を使う場合は、肌に直接、温風が当たらないように気をつけて。表面の水分が奪われ、乾燥が進みます。加湿器を使い、室温は18~22℃、湿度は50~60%に保ちましょう。

体は温まるとかゆみを感じるようになります。長時間、こたつに入りっぱなしは避けて。また、寝室で電気毛布を使う際は、就寝までに加温しておき、就寝時にスイッチを切りましょう。

4 お風呂のお湯は40℃以下に

入浴時、寒いからとお湯の温度を上げ過ぎると、皮脂膜の脂が溶け出し乾燥が進んでしまいます。肌の乾燥対策には、お風呂のお湯の温度を体温に近い37〜40℃に抑えましょう。好みで保湿効果のある入浴剤を使ってもいいでしょう。入浴後は保湿剤で全身を保湿することをお忘れなく。

私の健康法

一に保湿、二に保湿。

紫外線を徹底的に避ける

以前は、お化粧もそれなりにしていたのですが、コロナ禍でマスク着用の機会が増えたことをきっかけに、ファンデーションを使わなくなりました。ファンデーションは肌を均質に美しく見せるためのものですが、顔の大部分がマスクで隠れるなら必要がないのでは、と、ふと思ったのです。実際、塗らなくても特に問題ないと思えたため、マスクを外す機会が増えた現在も、眉と口紅のポイントメイクのみで過ごしています。

それができるのは、スキンケアに気を配っているからこそ、と自負しています。皮膚科医という職業上、患者さんに見られても恥ずかしくないよう、また診断に説得力を持たせるためにも、肌を健康的に保つことを意識して過ごしていますから。

肌の健康にとって最大の敵は紫外線（光老化）です。肌老化の原因の約8割を占める紫外線は一年中降り注いでいるため、季節を問わず毎日、日焼け止めを塗り、春から秋の暑い時期は日傘をさし、できるだけ日陰を歩くようにしています。

泡を揺らしながら、人肌の湯ですすぐ

保湿には気を配っています。まず洗顔は、朝晩の2回が基本ですが、寒い季節は乾燥を避けるため、朝は洗顔料を使わずにぬるま湯のみにしています。

洗顔料を使う場合も、たっぷりと泡立てて肌に置き、やさしく揺らしながら洗います。肌の表面は皮脂膜で覆われているのですが、40℃以上の湯で洗い流すと溶け出して、乾燥や皮脂の過剰分泌につながりますし、30℃以下だと汚れが落ちにくくなります。そのため、37、38℃のぬるま湯を手ですくってすすいでいます。いずれも摩擦が起きないよう、肌をこすらないようにしています。

洗顔後は、すぐに保湿。最初に使うのは、ビタミンC入りのローションです。ビタミンCは、メラニンの生成を抑えることから美白効果があることが知られていますが、実は保湿効果にも優れているのです。ビタミンC入りローションの後、ヘパリン類似物質入りのローションと乳液を塗り、最後に、やはり保湿効果の高いセラミド配合の美容液を肌全体になじませます。さらに、手の届くところにヘパリン類似物質入りのローションを置き、こまめにシュッと肌に吹きかけて乾燥を防いでいます。

定期的に美容皮膚科へ

これだけ気をつけていても、落としきれない汚れが毛穴の奥に残ったり、シミやシワの原因ができたりしてしまうものです。そこで、2、3ヵ月に一度、美容皮膚科に通院して肌のお手入れをしています。

私が受けているのは、肌に薬剤を塗って古い角質を取り除く「ケミカルピーリング」と、医療レーザー治療の「ジェネシス」です。ケミカルピーリングで肌に蓄積した汚れを落とし、ジェネシスによるヒートショックで肌細胞のターンオーバーを促します。これらの施術をすると、明らかに肌のハリがよくなりますし、シワ予防にもなっていると実感しています。

元気の素は料理と晩酌

肌の状態には、心身の健康状態が表れます。そのため、日々の小さなことに癒やしや喜びを見つけ、幸せのエネルギーで心を満たすようにしています。そのひとつが夫との夕食と晩酌で、毎晩の缶ビール1本とおつまみが楽しみです。少しお腹周りが気になる夫のために、米にはキノコ類を混ぜて炊き、野菜を先に食べるベジタブルファーストを実践しています。といっても、特別ヘルシーな食事を追求しているわけではありません。主菜は好みに合わせて魚より肉が多く、パンやパスタもたっぷりいただきます。最近のお気に入りは、週に1度、全国の有名店の麺料理を取り寄せていただく「宅麺」です。

免疫力を高めるための
粘膜のうるおいケア

北西　剛

耳鼻咽喉科
きたにし耳鼻咽喉科院長

風邪やインフルエンザ、新型コロナウイルスなどの感染症にかからないためには、ふだんから免疫力を高めておくことが肝心。鼻・口・のどの粘膜の状態を良好にすることが近道だ

北西 剛 きたにし つよし
1992年滋賀医科大学卒業。きたにし耳鼻咽喉科院長。日本耳鼻咽喉科頭頸部外科学会専門医。日本アーユルヴェーダ学会理事長。著書に『「うるうる粘膜」で寿命が延びる!』『慢性副鼻腔炎を自分で治す（つらい鼻づまりがスッキリ!）』など

粘膜と粘液は、城壁とお堀の役割

乾燥気味の粘膜からウイルスが侵入

新型コロナウイルスを経験して、手洗い、うがい、マスクといったウイルス感染の予防策は広く定着したといっていいでしょう。そうした対策で気をつけていても、ウイルスや細菌が入り込む可能性をゼロにすることはできません。そのため、ウイルスや細菌と戦う力、つまり免疫力を高めておくことが大切です。

私たちの体で免疫力を司る一つが粘膜です。とりわけ、鼻、口、のどの粘膜は、空気や飲食物とともに入り込んでくる外敵と戦う、いわば最前線。その粘膜の状態をいかに良好に保つかが免疫力を維持する鍵となります。

粘膜は、粘液によってうるおっていることで高い免疫力を発揮できます。**粘膜が体と**

いうお城を守る〝城壁〟だとすれば、〝粘液〟は城壁に近づこうとする敵を水際で食い止める〝お堀〟。粘液には、ウイルスや細菌が粘膜に付着するのを阻止する分泌型IgA、細菌を分解するリゾチーム、粘膜を保護するネバネバ成分のムチンなど多様な成分が含まれ、外敵の侵入から体を守っているのです。

ところが、加齢によって粘液の分泌量は減っていきます。加えて冬は乾燥や水分摂取不足によっても粘液が減ってしまいます。

コロナ禍以降、マスクをつけるのが日常化したことで口の周りの筋肉が衰えた結果、口呼吸になっている人が増えているのも問題です。口呼吸になると口の中が乾燥して、ウイルスや細菌を含んだ空気が直接、気管や肺に侵入しやすくなってしまいます。

また、咳がなかなか止まらない、食べ物をスムーズに飲み込めないといった症状も、口の中が乾燥している証拠といえます。こまめに水分を補給して口の中をうるおすよう心がけましょう。

粘液の分泌量を増やす＝免疫力を高めること

生活を見直すことで粘液の分泌量を増やすことができます。

秘訣は、**軽く汗ばむ程度の運動を習慣にする**こと。鼻呼吸を維持できるぐらいの強度の運動をすると、一酸化窒素の放出が増え血管が広がるとともに血流がアップします。すると、体全体の体液の循環が促され、粘液の分泌量も増加。早歩きやスロージョギング、水泳、サイクリングなどの運動を、1日30分以上を目標に行いましょう。

鼻の粘液を増やすには、ハミングや鼻歌も効果的です。ハミングや鼻歌の振動が、鼻の粘膜の一酸化窒素を増やすことがわかっています。また、粘液の分泌は自律神経がコントロールしており、**リラックスして副交感神経が優位になると、粘液の分泌も促進**されます。家事や仕事の合間に、お茶でも飲みながらお気に入りの曲をハミングするなど、リラックスする時間を積極的に設けてみてください。

口呼吸になっている人は、口まわりの筋肉を鍛えましょう。食事にかための食材を取り入れ、**1口30回を目安によく嚙んで食べる**ようにして。口まわりの筋肉が鍛えられるとともに、唾液が分泌されて口の中がうるおうのでおすすめです。

ネバネバ成分でうるおいアップ

1 鼻の粘膜の乾燥を防いで

鼻の粘膜をうるおす方法としては、保湿効果が高いとされる馬油やセサミオイルがおすすめです。インドの伝統医学「アーユルヴェーダ」にも取り入れられています。

綿棒の丸い部分にオイルをつけて、鼻の中をぬぐうように塗りつけます。スポイトで鼻の中にオイルを2〜3滴垂らし、のどに入ったら吐き出す方法でもOKです。セサミオイルは焙煎していないものを選びましょう。

2 口内環境を整える

睡眠中は口の中で雑菌が増殖します。起床したら、まず、舌についた雑菌を舌みがきで取り除きましょう。うがいは**オイルうがい**が効果的。大さじ1杯の馬油やセサミオイルを口に含み、まんべんなく口の中に行き渡らせてから吐き出し、ゆすいでください。オイルが雑菌をからめとるとともに、口の中の乾燥を防ぎます。

うがい後のオイルは、ティッシュや新聞紙などに吐き出して捨てるようにしましょう。

3 LPSと乳酸菌を摂取

免疫細胞を活性化させるLPS（リポポリサッカライド）を含む食材を積極的に取り入れましょう。LPSは、皮つきのレンコンやメカブ、ヒラタケなど、根菜、海藻、キノコ類に多く含まれている成分です。水溶性のため、ゆでたりすると溶け出してしまうのが難点。生食できるものはできるだけ生で食べましょう。もしくはスープにして汁ごといただきたいところです。

乳酸菌を一緒に摂ると、LPSの吸収率が高まります。食事にヨーグルトや乳酸菌飲料を添えるとよいでしょう。

4 ネバネバ成分「ムコ多糖」を摂る

ムコ多糖とは、体液に含まれる粘着質の成分で、体のうるおいを維持するために必要です。食品にも含まれており、**ウナギや豚足、牛すじ**などを摂るとよいとされています。

また、**ムコ多糖の生成を促す硫黄を含む大根、ニラ、玉ねぎなどと一緒に摂取するとよい**でしょう。

私の健康法

「養生」を意識して

アーユルヴェーダを取り入れて健康に

耳鼻咽喉科医として働くようになってから、病気にならないためには、日々の過ごし方、いわゆる「養生」が大切ではないかと考えるようになりました。いつか養生を自分の医療に取り入れたいと考え、漢方をはじめさまざまな伝統医学の先生に会いに行き、学ぶ中で出会ったのがインド伝統医学の「アーユルヴェーダ」です。

私自身、日常生活にアーユルヴェーダを取り入れてから、明らかに健康になりました。かつて最も悩まされていたのが、喘息や花粉症などのアレルギー症状です。特に花粉の季節は鼻水がひどく、箱入りのティッシュペーパーが数日で1箱なくなるほどだったのですが、今やまったく症状が出ません。また、体組成年齢や見た目年齢、血管年齢を測定すると、マイナス10歳との結果が出ます。もちろん健康法にも相性があると思いますが、私にとってはディナチャリアと呼ばれるアーユルヴェーダの日々の養生法が取り入れやすく、かつ続けやすいものだということです。

朝のルーティーン

アーユルヴェーダでは、日の出の96分前を神聖な時間と考え、早起きが基本です。また、朝は寝ている間に体内で処理したものを排泄する「カパ」の時間帯でもあり、やるべきことがあります。そのため、私も10年ほど続けているルーティーンがあります。

まず、5時半から6時頃起床。ヨガの「太陽の礼拝のポーズ」をして体や脳を起こし、姿勢を調えてから、日の光を浴びて体内時計をリセット。水200ccの水を沸騰させて、65℃程度に冷ました白湯を飲みます。次に、体を洗い清めるため、入浴。洗面所で舌みがきをし、セサミオイルで口をゆすいでから、やはりセサミオイルを両方の鼻の中に2滴ずつ滴下。そして、絹の手袋を着けて手の甲から腕をさする「ガルシャナ」を行なって血液やリンパの流れを促し、体内に溜まった毒素を排出します。

「鍛える」よりも「調える」

朝食は玄米とみそ汁、魚を基本としていますが、昼食や夕食で肉が出れば、もちろんいただきます。筋トレなどの運動を取り入れたいと思うこともあるのですが、なかなかできません。年齢的なことを考えると、「鍛える」より「調える」フェーズに入ってきているということもあります。

その代わり、日常の動きを増やすことを意識。学会やセミナーに積極的に参加し、なるべく多くの人にお会いすることも心がけています。遠出した帰りに、運動がてら趣味の神社仏閣めぐりをするのも楽しみです。神社仏閣では、靴と靴下を脱ぎ、裸足で地面や木に触れる「アーシング」をすることもあります。アーシングとは体内にため込んだ電気を大地に放出し、大地から電子をもらうことで体調が調うと考える健康法で、電子通信機器に囲まれ、大地に触れる機会が少ない現代人にはとても大切なものです。裸足で触れるのは、公園でも海でも川でもかまいません。私も普段はアスファルトの上ばかり歩いているため、こうしてときどき裸足で大地に触れるのは、気持ちがいいものです。

眠りにつく前の呼吸法

就寝前は、ヨガの「ブラーマリー呼吸法」を行ないます。舌を口の奥の柔らかい部分に付けて呼吸をするというもので、咽頭が揺れてハチの羽音のような音が出ることから「ハチの羽音の呼吸法」とも呼ばれ、リラックス効果があるとされています。朝、しっかり日の光に当たるルーティーンで、夜は睡眠を促すメラトニンというホルモンもきちんと分泌されているのでしょう、呼吸法と相まって、毎晩すっと眠りに入れます。そして快眠は、翌朝の心地よい目覚めへとつながるのです。

大人のアレルギーとどうつき合う?

福冨友馬

アレルギー科
国立病院機構相模原病院
臨床研究センターアレルゲン研究室長

大人になってからアレルギー症状に悩む人が増えている。花粉症や幼少期にアレルギーがあった人ばかりでなく、食生活に偏りのある人など誰でも発症するリスクを抱えているという。発症のメカニズムや食事で気をつけたいポイントを、大人のアレルギー研究の第一人者がアドバイス

福冨友馬《ふくとみ ゆうま》

2004年広島大学医学部卒業。(独)国立病院機構相模原病院アレルギー科勤務を経て、12年より同病院臨床研究センター臨床研究推進部アレルゲン研究室長。著書に『大人の食物アレルギー』など

かつては子どもの病気。なぜ大人が発症するのか

〝異物〟を排除しようとする反応

そもそも私たちの体には、細菌やウイルスなどの異物が入ってきたときに、それを撃退しようと働く免疫という仕組みが備わっています。ところが、有害でないにもかかわらず、**体が異物と判断して〝過剰な免疫反応〟を起こすのがアレルギー**です。

たとえば、花粉症の場合、花粉という異物（アレルゲン）が体に侵入すると、皮膚や粘膜に存在するマスト細胞（気管支、鼻粘膜、皮膚など外界と接触する組織の粘膜や結合組織に存在する、造血幹細胞由来の細胞。肥満細胞とも呼ばれる）の表面に「ＩｇＥ抗体」と呼ばれるタンパク質が作られます。そこに再びアレルゲンが入ってくると、ＩｇＥ抗体が「敵がやってきたぞ」とマスト細胞を刺激。マスト細胞からヒスタミンやロイコトリ

エンなどの化学物質が放出され、くしゃみ、鼻水、鼻づまりといった症状が引き起こされるのです。

果物や野菜に反応することも

花粉症をもっていると、果物や野菜などを食べてさらなるアレルギーを起こす可能性もあります。これを「**交差反応**」と呼びます。果物や野菜に花粉と似たようなアレルゲンが含まれるために反応してしまい、のどがかゆくなったり、炎症を起こしたりするのです。たとえば、シラカバやハンノキの花粉症をもつ人は、リンゴ、サクランボ、モモ、ナシ、イチゴ、プラムなどのバラ科の果物で症状が出ることが多く、これらに共通して含まれるのがＰＲ-10というタンパク質で、これに反応してしまうと考えられています。熱や消化酵素にも強いため、生で食べる以外に缶詰や梅干しなどの加工品でも症状が起こることがあります。花粉症の症状が出ているときは、特に反応しやすいので注意しましょう。

小麦や甲殻類もアレルゲン

果物や野菜による交差反応は、いわば花粉がきたと体が勘違いして起こるアレルギー反応ですが、そもそも食べ物が引き金になって起こるアレルギーも増えています。食物アレルギーといえば、かつては、免疫機能が十分発達していない子どもの病気と考えられていましたが、近年は**大人になってから出るケースが増加**しています。**小麦、エビ・カニなどの甲殻類、豆乳やピーナッツなどが原因物質**としてあげられます。

食べた物やその人の体質によって、症状の出方はさまざまです。果物や野菜の交差反応の場合は、食べてすぐにのどや口の中に違和感やかゆみが表れるのが特徴ですが、小麦の場合は、食べたあとに運動することで体がかゆくなったり、じんましんが出たりというケースが典型的です。甲殻類アレルギーの場合は、食べた直後に出ることもあれば、運動後に出ることもあります。

食物アレルギーのメカニズム解明はこれから

そのほか、息苦しさやくしゃみ、鼻水などの呼吸器症状、目の充血や涙などの粘膜症状、嘔吐や下痢などの消化器症状が表れる場合もあります。ときに命にかかわるアナフィラキシーショックを引き起こすこともありますから、軽視できません。

花粉症や食物アレルギーを発症する人が増えている背景としては、花粉症の場合は、花粉そのものの飛散量の増加でアレルゲンにさらされる頻度が増えていることが大きな原因といえるでしょう。食物アレルギーは、残念ながらメカニズムがまだ解明されていません。**原因となる食物を長年にわたって摂取することにより引き起こされることがあると考えられています。**

食生活の乱れによっても症状が出やすくなりますから、栄養バランスのとれた食事を心がけたいところです。現代人は、特にタンパク質とビタミン、ミネラルが不足しがち。予防のためにもぜひ食生活を見直してみてください。

アレルギーをもっとよく知るQ&A

Q1 花粉症や食物アレルギーになりにくい体をつくるには？

A1 しっかり栄養をとって、免疫力を高めて

近年、ビタミンD欠乏症とアレルギー疾患との関連性がさかんに指摘されるようになっています。ビタミンDを多く含む食品は、サケ、カツオ、イワシの丸干しなどの魚介類、キクラゲや干しシイタケなどのキノコ類です。日光を浴びることでも生成されます。

もう一つのポイントが、砂糖のとりすぎに注意すること。ブドウ糖の代謝にビタミンやミネラルが使われてしまうことに加え、砂糖のとりすぎによりさまざまな疾患の炎症反応が悪化することがわかっています。間食で甘いお菓子をたくさん食べる人は、そこ

から見直しましょう。

Q2　食物アレルギーを起こす要因は？

A2　食べ物が引き金になりますが、二次的要因もからんでいます

大人の食物アレルギーの直接の原因で多いのが、**果物や野菜、小麦、甲殻類、スパイス、クルミなどのナッツ類**です。スパイスは特に**コリアンダーやクミン、フェンネルといったセリ科の香辛料**が原因で起こります。

食物アレルギーを発症するメカニズムは複雑で、原因となる食物を摂取しただけでは起きずに、二次的要因がからんだ場合に症状が出るケースも少なくありません。ストレスや疲労が間接的な原因となって症状が出ることも。また、食物の摂取後2～4時間以内に運動した場合や、解熱鎮痛剤などの内服薬が引き金になることもあります。

成人食物アレルギーにおける原因食物の内訳

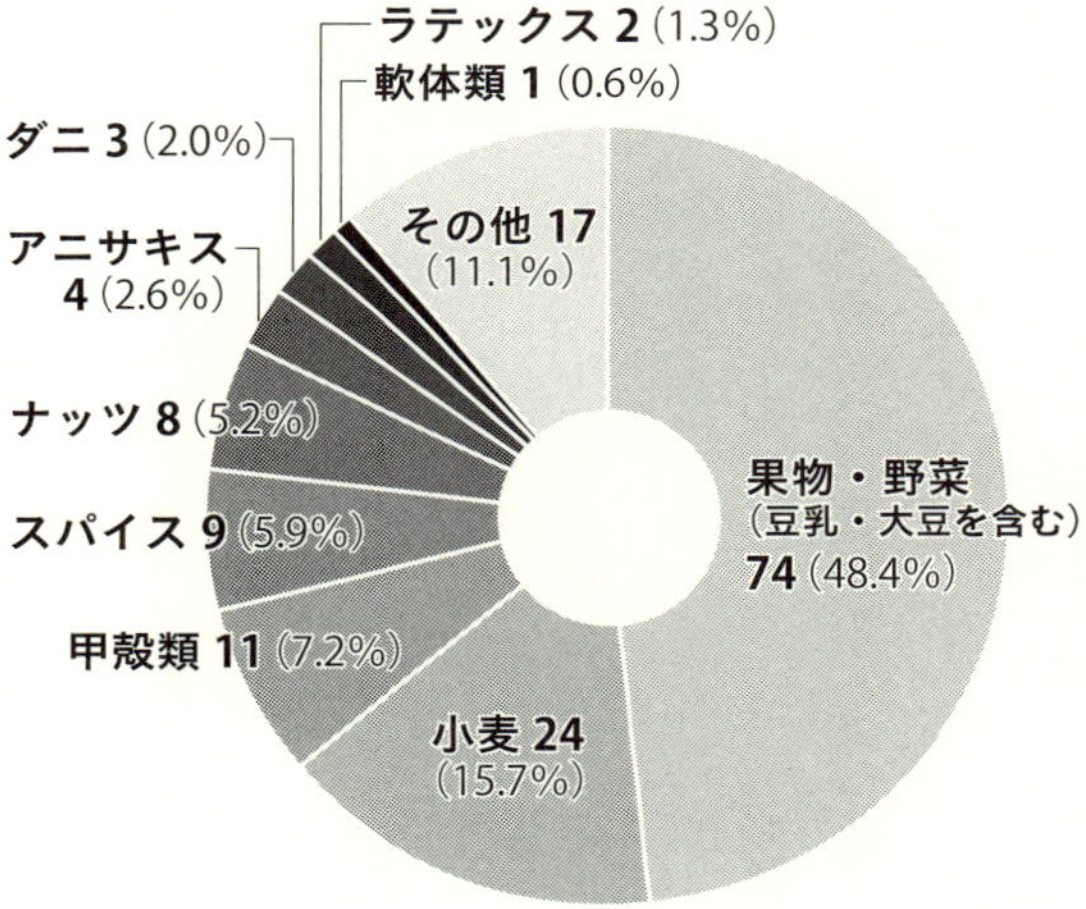

出典：2009〜2011年、相模原病院アレルギー科の受診症例数

Q3　食物アレルギーはどう治療する？

A3　原因物質を〝必要最小限〟に減らすことを目指します

治療にあたっては、原因となる食べ物を特定することが必要になりますが、食事のあとになんとなく具合が悪くなっても、本人にも原因が思い当たらないケースが多いものです。何時に食事をして、どんな症状が出たのか、そして、調味料を含めたすべての食材を記録しておくと、アレルゲンの特定に役立ちます。

また、食物アレルギーになると「一切、食べてはいけないの？」と考えがちですが、治療で目指すのは医師のアドバイスのもとで**〝必要最小限〟に減らすこと**。たとえば、運動後に症状が出る人の場合は、運動前に食べるのを避ける、などの対策をとって**症状をコントロールしていきます**。

私の健康法

砂糖をとりすぎない

鼻炎悪化の恐れも。塩より砂糖に注意

患者さんにもふだんよく言っていることですけど、砂糖をとりすぎないように意識しています。コーヒーはブラックですし、スイーツなどの甘いものもあまり口にしません。前述したように、砂糖は代謝するのにビタミン・ミネラルを消費するので、とりすぎるとビタミン・ミネラル不足に陥ってしまう恐れがあるのです。

しかし、甘いものが大好きという患者さんは、控えてくださいといってもなかなかやめてくれません。甘いものには、タバコやアルコールと同じように依存性があるというのが、困ったところです。

日本は塩分については声高に言いますが、砂糖については、皆さん、そこまで危険視していないように思います。とりすぎると太る、くらいの感覚ではないでしょうか。しかし、アレルギー専門医の立場からすると、塩より砂糖のほうがよっぽど問題です。砂糖は花粉症などのアレルギー症状とも密接な関係があり、とりすぎは鼻炎などのアレルギー症状を悪化させます。砂糖を控えるようにするとアレルギー症状は改善します。これはまさに私が診療の現場でたくさん見てきたことです。

WHOも砂糖の摂取の目安を、1日にとる総エネルギー量の5％未満に抑えるべきというガイドラインを発表しています。砂糖は料理などにも使われるほか、加工食品や清涼飲料水などにも含まれていますから、皆さん、気づかないままにそれなりの量を摂取しているかもしれません。

ビタミンDはサプリで

近年、ビタミンDが免疫機能やアレルギー症状と深い関わりがあることがわかってきています。しかし、ふつうの生活でビタミンDの量を増やすのは、なかなか難しい。ちょっと食事を意識しただけではあまり量を増やすことができませんから、サプリメントで補うようにしています。

また、ビタミンDは日光に当たることでも生成されます。私の場合は運動もかねて、病院までの通勤は歩いて通っています。片道20分ですから、行き帰りで40分。この時間でたっぷり日に当たるのと運動不足の解消をしています。

誤嚥性肺炎も
認知症も予防する
「歯みがき＋α」習慣

田沼敦子

歯科
料理研究家

自分の歯で食べ続けることは長生きのための基本とわかっていても、歯のケアは「朝晩磨く」だけ、という人が多いのが実情。こまめな口腔ケアにより、高齢者にとって怖い「誤嚥性肺炎」や「認知症」のリスクを抑えられるという。いつもの歯磨きに加えるべきケアは何か

田沼敦子　たぬまあつこ

1953年生まれ。歯学博士、料理研究家。千葉市高浜デンタルクリニック勤務。歯科医として現場に立ち続ける。同時に、「噛むこと、食べること、生きること」をテーマに執筆、講演、テレビ出演を行っている。『噛むかむクッキング』など著書多数

中高年ならではの口腔トラブル

根元の虫歯は進行が早い

厚生労働省の「令和４年歯科疾患実態調査」によると、毎日２回以上歯を磨く人が以前より増えています。人生１００年時代、歯を大切にしようという意識が社会に浸透してきている証といえるでしょう。それに伴って、高齢になっても歯が多く残る人が増えています。とても良いことですが、その歯がトラブルを抱えているケースが多いのが問題です。

まず気をつけたいのが、歯の根元の虫歯。加齢によって歯ぐきが下がってくると、歯の根元がむき出しになります。根元の組織は軟らかく抵抗力も弱いため、虫歯の進行も速いのです。根元をぐるりと囲む環状虫歯ができると、治療がより難しくなり、最悪の場合、抜くしかないという事態にもなりかねません。患部が小さいうちにしっかり治療しておくことが肝心です。

加齢によって唾液の量が減るドライマウスも、歯に悪影響を及ぼします。唾液には口内の細菌の増殖を抑えたり、酸性の飲食物で溶けた歯の表面を修復したりする働きがあります。ところが、ドライマウスになると、溶けた歯の表面が修復されず、歯が細く薄くなる酸蝕歯《さんしょくし》になりやすくなります。進行すると、**知覚過敏**を起こしたり、**しゃべりづらく**なったり、**味覚がわからなく**なったりします。

誤嚥性肺炎を防ぐ歯周病ケア

歯ぎしりや食いしばりといった長年のクセが歯にダメージを与えていることもあります。歯ぎしりすると、自分の体重ほどの力が毎日のように歯にかかることから、歯ぐきの組織に炎症が起きて、**歯周病が進行**しやすくなります。また、歯のすり減りや欠け・割れなどにより**かみ合わせが悪くなり**、**あごの痛みや肩こり**、**腰痛を招く**こともあるのです。

こうしたさまざまなトラブルが重なって、中高年以降の口腔環境は悪化していきます。虫歯や歯周病が悪化すると、虫歯菌や歯周病菌が炎症を起こした歯ぐきから血管に入り、全身に影響を与える恐れがあります。動脈硬化や心臓病などの原因になりますし、肺に入ると高齢者の死亡率が高い誤嚥性肺炎を引き起こすこともわかっています。

歯磨きだけでは足りない

予防の第一は、日頃のケアを徹底し、口内の衛生状態を保つこと。それには歯磨きだけでは不十分です。歯磨きで取り除けなかった歯垢は、やがてがんこな歯石になり、虫歯や歯周病を悪化させます。とくに歯周ポケットと呼ばれる歯と歯ぐきの間に溜まりやすいため、歯磨きに加え、**毎日、歯間ブラシやフロスで歯垢を取り除く習慣**をつけましょう。

虫歯や歯周病への抵抗力を高めるためには、**歯ぐきの血行を促すことも効果的**です。

指で歯ぐきをマッサージしましょう。血行が悪いと歯ぐきの色が暗赤色になることもあります。薄いピンク色で張りのある状態が理想的です。

また、歯ぎしりや食いしばりはマウスピースで対策できますが、本人に自覚のないことが多いため発見が遅れがち。すり減りなどがないか、定期的に歯科医でチェックするとよいでしょう。

歯を失うと認知症リスクが高くなる

加えて、歯を失っても入れ歯やインプラントにすればいいと安易に考えないようにしましょう。歯の根元は神経が通っている歯根膜というクッションに包まれており、噛むたびに刺激を脳に伝えて脳を活性化させています。**歯を抜くと歯根膜も失うので、脳への刺激が減少**することになります。認知症予防のためにも、多くの歯をできるだけ健康な状態で残したいものです。

歯が抜けてしまった場合は、そのままでいるのは良くありません。臼歯が抜けたままだと、前歯が前方に傾斜して出っ歯やすきっ歯になるフレアアウトという現象が起こります。早めに歯科医にかかり、部分入れ歯やインプラントで対策しましょう。

清潔であること＋潤いキープが重要

1　セルフチェックでトラブルを早期発見

たまには、明るい所で手鏡を使って口の中をじっくりと観察しましょう。歯と詰め物の間にすき間はないか、歯ぐきの色は明るいピンクか、舌に舌苔《ぜったい》がついていないかなどをチェックします。歯ぐきの色が悪いようなら歯ぐきマッサージを。舌苔は歯ブラシで舌の表面を軽くなでるようにして取り除きます。

また、次ページのイラストを参考に、自分の舌が正しい位置にあるか確認しましょう。×のように舌の位置が下がった状態だと、舌の筋力が弱まり、飲み込みにくくなるなど、トラブルが起きやすくなります。ふだんから正しい位置を意識しましょう。

2 舌の筋トレ——噛む、飲み込む、話す筋力アップ

しっかりと噛んで、飲み込み、はっきりとなめらかに話すために、舌の筋力維持に努めましょう。

まず、舌を左の頬の内側に強く押し付け、頬の上から指で押さえます。その指を舌で押し返

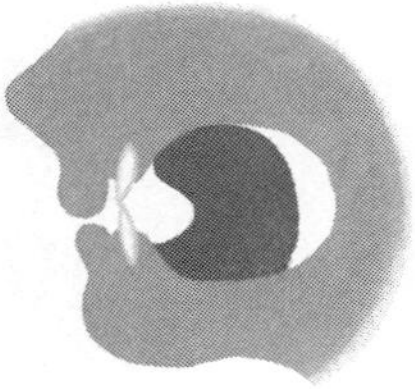

○ 舌は上の歯ぐきに軽く触れ、上下の歯が軽く離れている

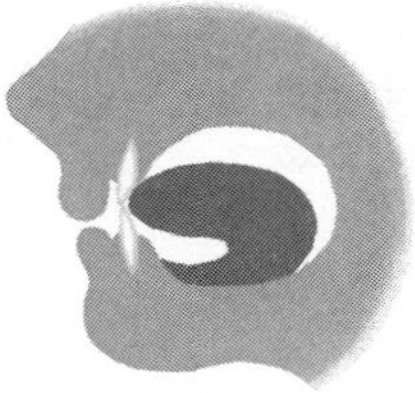

× 舌が口の中で浮いていたり、歯の裏についている

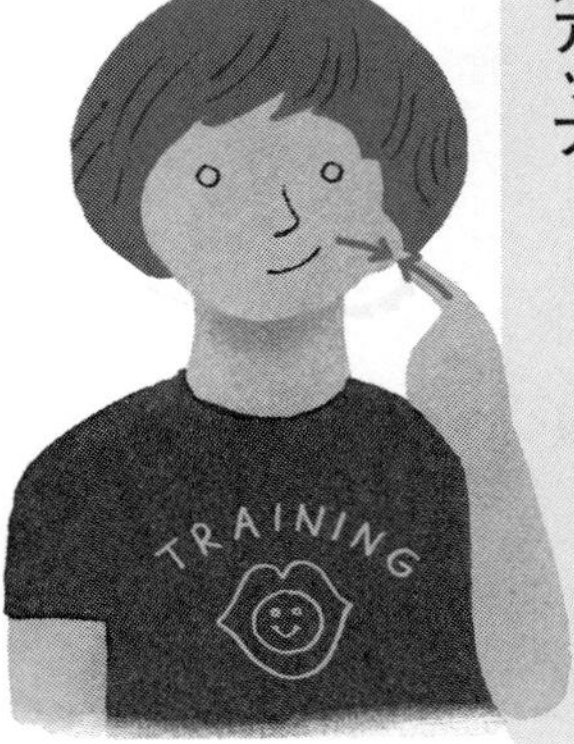

しましょう。10回行ったら、反対側も同様に。毎日行って。

3 唾液がよく出るマッサージ

食べ物をよく嚙んで食べると、唾液の分泌も増えます。食材を大きめに切る、加熱時間を短めにして歯ごたえを残す、焼いたり揚げたりするなど、毎日の食事で嚙みごたえのあるメニューを工夫してみましょう。

ただし、せんべいやスルメなどの硬すぎるものは、歯がすり減る原因になるので控えめに。唾液の分泌を促すには、口まわりにある唾液腺をマッサージするのもおすすめです。食事の前、口やのどの乾きを感じたら行いましょう。

唾液腺マッサージ

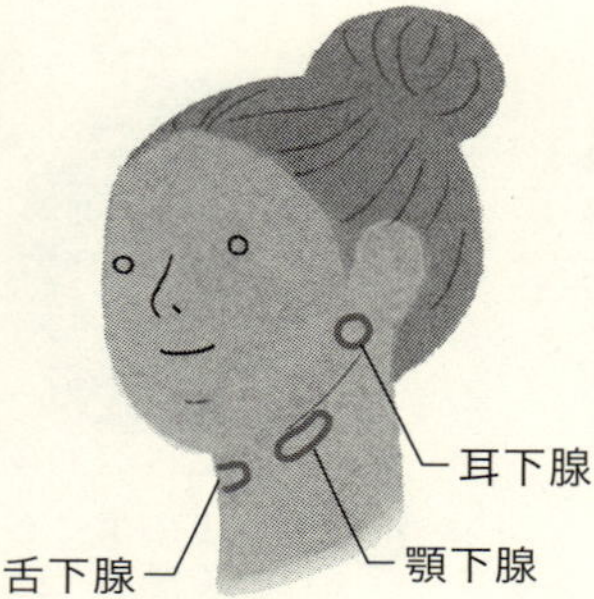

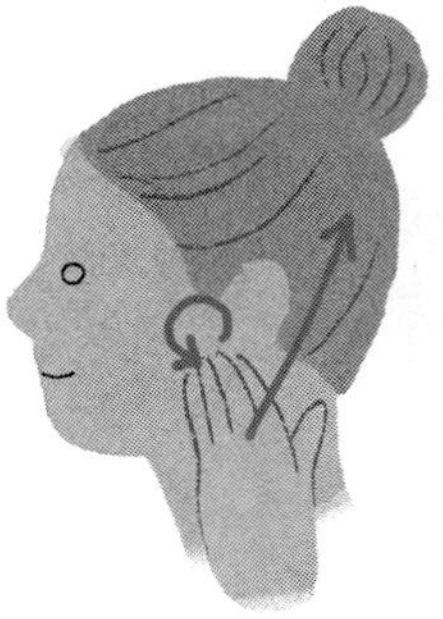

①
耳下腺 耳の前、上の奥歯あたりの頰に親指と小指以外の３本の指を当て、円を描くようにさする。10回

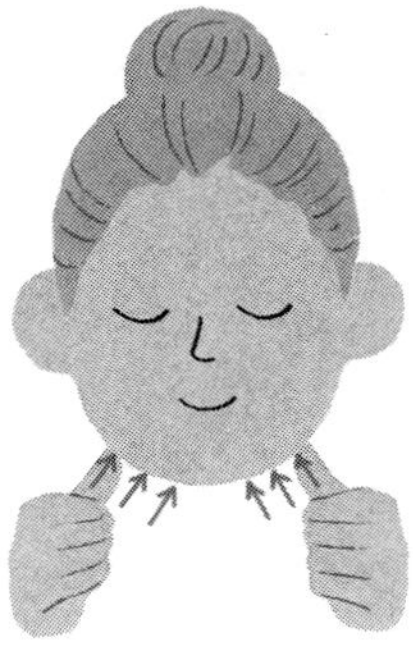

②
顎下腺 フェイスラインの内側にあるやわらかい部分を、耳の下からあご先に向けてやさしく押していく。10回

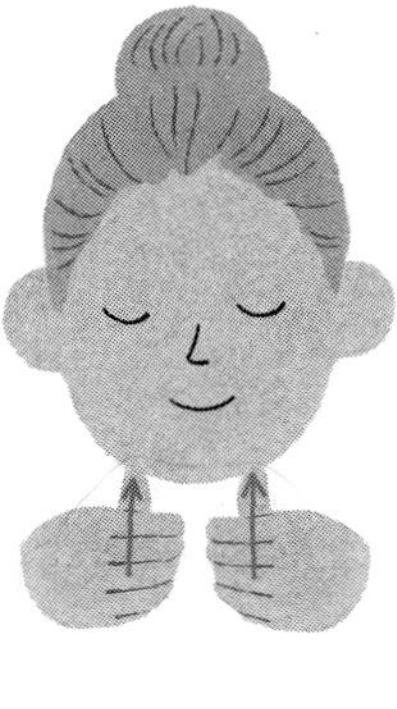

③
舌下腺 あごの内側にあるやわらかい部分に両手の親指をそろえて当て、やさしく押す。10回

4 すき間時間の歯みがき&フロス

歯磨きといえば、起床後や食後、就寝前が定番ですが、それ以外のタイミングでもこまめに行いましょう。私は歯ブラシやフロスを家のあちこちに置いて、ちょっとした隙間時間に気軽に行うようにしています。スッキリして気分転換になりますし、食べ過ぎ防止にも効果的です。

私の健康法

歯科医の歯ぎしり

思わぬ落とし穴

よく噛むことは、唾液が分泌されて口腔内の細菌が洗い流されたり、脳への刺激になったりと、口腔内はもとより全身の健康維持につながります。そのため、一度の食事でいろいろな食感を楽しめるよう、切り方や調理法を工夫して料理をしています。

「よく噛むこと」以外にも、歯磨きや歯間ブラシによるケアをこまめに行うなど、歯科医師として歯の健康維持に注意を払ってきたつもりです。しかし、思わぬ落とし穴がありました。10年ほど前、左右の上の奥歯を2本ずつ、計4本失ったのです。原因は、激しい歯ぎしり。仕事上の人間関係から消えてなくなりたくなるほどの激しいストレスに悩まされていました。

そもそも歯ぎしりがひどいことに自分では気づきませんでした。自覚したのは、亡き夫に「就寝中、がりがりと音がするほどの歯ぎしりをしている」と指摘されたから。当時、奥歯の痛みに悩まされていたのですが、原因はこれかと合点させられた一幕でした。

歯ぎしりや噛みしめ、食いしばりは、例え小さな力でも、長く続くと歯に想像以上に大きな負担をかけます。歯ぎしりに気づいた時点で対策をすべきでしたが、手を打ちませんでした。その結果、ある日、奥歯が割れたのです。歯科医師なのに、自分の歯を守れなかったのです。まさに「しくじった」という思いです。

しかし、これも歯科医師にとっては貴重な経験。まずは自分で抜歯をし、保険適用の入れ歯を入れました。以後、保険適用外のものを試して、現在使っているものは、金具がなく入れ歯と歯ぐきの間に食べかすが挟まりにくいため、快適です。

マウスピースで対策

歯ぎしり対策もしています。日中、唇は閉じていますが、上下の歯が噛み合わないよう意識。就寝の際は、歯ぎしり用のマウスピース「ナイトガード」を装着しています。

現在も歯科医師として患者さんと向き合い、患者さんに寄り添った診療を心がけています。患者さんの気持ちがよくわかるのも、こうしたしくじり経験があったからこそです。

初出一覧

本書の内容は『婦人公論』に掲載した記事を加筆修正のうえ、「私の健康法」を追加し構成したものです。

なお、記載されている情報は、掲載当時のものです。

●2023年6月号「認知症と老人性うつ、違いを知って対策を」（構成：村瀬素子）
●2024年3月号「自律神経を整えて陽気になる5つの習慣」（構成：島田ゆかり）
●2020年7月14日号「帰宅後すぐに家を掃除して自律神経をクールダウン」（構成：島田ゆかり）
●2022年4月号「認知症予防や高血圧にも効く『インターバル速歩』」（構成：島田ゆかり）
●2023年6月号「百寿者研究からわかったピンピン長生きの秘訣」（構成：山田真理）
●2024年4月号「認知症予防の最前線」（構成：岩田正恵／イラスト：小林マキ）
●2021年9月14日号「五十肩、腰痛、ひざ痛をこじらせないセルフケア」（構成：岩田正恵／イラスト：小林マキ）
●2021年11月24日号「実は怖い『糖尿病』」（構成：葛西由恵）
●2023年10月号「聞こえにくさを放置しないで」（構成：岩田正恵／イラスト：小林マキ）
●2021年8月24日号「暑さに負けない『快眠』のコツ」（構成：葛西由恵）

初出一覧

●2023年7月号「梅雨どきの不調に負けない腸活のコツ」（構成：葛西由恵／イラスト：小林マキ）
●2023年8月号「暑さに負けない！　熱中症対策」（構成：岩田正恵）
●2023年11月号「知りたい、正しいアイケア」（構成：葛西由恵／イラスト：小林マキ）
●2021年12月28日＋2022年1月4日合併特大号「胃の不調はなぜ起こる？」（構成：葛西由恵／イラスト：小林マキ）
●2022年12月号「冬のかゆみ、湿疹、トラブル相談室」（構成：岩田正恵）
●2023年2月号「粘膜ケアで免疫力アップ」（構成：岩田正恵）
●2023年3月号「大人のアレルギーとどうつき合う？」（構成：葛西由恵）
●2024年7月号「口腔ケア習慣で病気知らず」（構成：岩田正恵／イラスト：小林マキ）

中公新書ラクレ 838

名医《めいい》に聞《き》く健康法《けんこうほう》

2025年 3 月10日発行

編者……中央公論新社《ちゅうおうこうろんしんしゃ》

発行者……安部順一
発行所……中央公論新社
〒100-8152 東京都千代田区大手町 1-7-1
電話……販売 03-5299-1730　編集 03-5299-1870
URL https://www.chuko.co.jp/

本文印刷…三晃印刷　カバー印刷…大熊整美堂　製本…小泉製本

Published by CHUOKORON-SHINSHA, INC.
Printed in Japan ISBN978-4-12-150838-6 C1247

中公新書ラクレ　好評既刊

ラクレとは…la clef＝フランス語で「鍵」の意味です。情報が氾濫するいま、時代を読み解き指針を示す「知識の鍵」を提供します。

L759

老いを愛づる
―生命誌からのメッセージ

中村桂子 著

白髪を染めるのをやめてみた。庭の掃除もほどほどに。大谷翔平君や藤井聡太君にときめく―年を重ねるのも悪くない。人間も生きものだから、自然の摂理に素直に暮らしてみよう。ただ気掛かりなのは、環境、感染症、戦争、成長一辺倒の風潮。そこで、老い方上手な諸先輩（フーテンの寅さんから、アフガニスタンに尽くした中村哲医師まで）に学び、次世代につなぐ「命のバトン」を考えたい。生命誌のレジェンドが綴る、晩年のための人生哲学。

L763

増補版 弘兼流 60歳からの手ぶら人生

弘兼憲史 著

名刺と一緒につまらない見栄は捨てよう！ 60歳は物語でいえば終盤、いよいよ仕上げの時の始まりです。でも、本当に楽しいのはこれから。この機会に、「常識」という棚にしまったものを、一度おろして吟味してみませんか。「持ち物」「友人」「お金」「家族」……身辺整理をしたその先に、これからの人生に必要なものが見えてくるはず。第一線で活躍し続ける漫画家が、60歳からの理想の生き方をつづったベストセラーの増補版。

L766

吉村昭の人生作法
―仕事の流儀から最期の選択まで

谷口桂子 著

『戦艦武蔵』『破獄』などの作品で知られる作家・吉村昭は、公私ともに独自のスタイルを貫いた。「一流料亭より縄のれんの小料理屋を好む」が、「取材のためのタクシー代には糸目をつけない」。「執筆以外の雑事は避けたい」一方で、「世話になった遠方の床屋に半日かけて通う」。合理的だが義理人情に厚く、最期の時まで自らの決断にこだわった人生哲学を、日常・仕事・家庭・余暇・人生の五つの場面ごとに、吉村自身の言葉によって浮き彫りにする。

L778

実録・家で死ぬ
――在宅医療の理想と現実

笹井恵里子 著

最期を迎える場所として、ほとんどの人が自宅を希望する。しかし現在の日本では8割の人が病院で最期を迎える。では、「家で死ぬ」にはどうすればいいのか。実際には、どのような最期を迎えることになり、家族はなにを思うのか――。何年にもわたる入念な取材で語られる本音から、コロナ禍で亡くなった人、病床ひっ迫で在宅を余儀なくされた人の事例まで、在宅死に関わる人々や終末期医療の現場に足を運び、密着取材で詳らかにする。

L783

世界のマネージョーク集
――笑って学ぶお金とのつきあい方

早坂　隆 著

累計100万部突破の人気シリーズが、マネーをテーマに新登場。風刺・ユーモアを通して、お金についての知識や教養を深めることができる「本邦初？」の一冊。そもそもお金とは、人間にとっていったい何？　欲望やいやらしさ、それでも憎めないところなど、お金があぶり出すものは、まさに人間の本質か。お金をめぐるニュースも絶えない現代。日本経済の混迷や「働き方」、格差問題、そして消えない将来不安……。ジョークの力で笑い飛ばそう！

L784

地図記号のひみつ

今尾恵介 著

学校で習って、誰もが親しんでいる地図記号。だが、実はまだ知られていないことも多い。日本で初めての地図記号「温泉」、ナチス・ドイツを連想させるとして「卍」からの変更が検討された「寺院」、高齢化を反映して小中学生から公募した「老人ホーム」……。地図記号からは、明治から令和に至る日本社会の変貌が読み取れるのだ。中学生の頃から地形図に親しんできた地図研究家が、地図記号の奥深い世界を紹介する。

L785

防衛省に告ぐ
――元自衛隊現場トップが明かす防衛行政の失態

香田洋二 著

2020年、イージスアショアをめぐる一連の騒ぎで、防衛省が抱える構造的な欠陥が露呈した。行き当たりばったりの説明。現場を預かる自衛隊との連携の薄さ。危機感と責任感の不足。中国、ロシア、北朝鮮……。日本は今、未曽有の危機の中にある。ついに国防費はGDP比2％に拡充されるが、肝心の防衛行政がこれだけユルいんじゃ、この国は守れない。元・海上自衛隊自衛艦隊司令官（海将）が使命感と危機感で立ち上がった。

L786
弘兼流 70歳からのゆうゆう人生
―「老春時代」を愉快に生きる
弘兼憲史 著

人生100年時代、定年後の30年はあまりに長い。でも長い時間だからこそ、新しい自分に出会うことも可能です。家族、仕事、人間関係……。自分や周囲の変化を恐れず、目の前の課題に挑戦する勇気があれば、「老後」は「第二の青春」になるはず。第一線で活躍し続ける漫画家が、愉快で快適なセカンドステージを築くための秘訣をつづる。『弘兼流「老春時代」を愉快に生きる』を増補、改題した決定版。ベストセラー第二弾。

L789
「将軍」の日本史
本郷和人 著

幕府のトップとして武士を率いる「将軍」。源頼朝や徳川家康のように権威・権力を兼ね備え、強力なリーダーシップを発揮した大物だけではない。この国には、くじ引きで選ばれた将軍、子どもが50人いた「オットセイ将軍」、何もしなかったひ弱な将軍もいたのだ。そもそも将軍は誰が決めるのか、何をするのか。おなじみ本郷教授が、時代ごとに区分けされがちなアカデミズムの壁を乗り越えて日本の権力構造の謎に挑む、オドロキの将軍論。

L790
シニア右翼
―日本の中高年はなぜ右傾化するのか
古谷経衡 著

久しぶりに会った親が右傾的ネット動画の視聴者になり、保守系論壇誌の購読者になっていた。中にはヘイトが昂じて逮捕・裁判に至ることも――。こんな事例があなたの隣りでも!? 50歳以上の「シニア右翼」の乱心は決して一過性の社会現象ではない。かつて右翼と「同じ釜の飯を食っていた」鬼才が、内側から見た実像を解き明かしながら、日本の戦前・戦後史、そして近年のネット技術の発展が生みだしたこの「鬼っ子」の来歴と病根に迫る。

L792
新版 中野京子の西洋奇譚
中野京子 著

箒にまたがり飛翔する魔女、笛吹き男に連れられて姿を消したハーメルンの子どもたち、悪魔に憑かれた修道女、死の山の怪……。科学では説明できない出来事や、人々が語り継がずにいられなかった不思議な話。誰もが知る伝承に隠された、恐ろしい真実とは？ 歴史奇譚の魅力に触れたら、あなたはもう、戻れない……。稀代の語り手が贈る、21の「怖い話」。新版刊行に際し、「余話「怖い」に魅かれる一因」「奇譚年表」も収録。

L793

インドの正体

――「未来の大国」の虚と実

伊藤　融　著

「人口世界一」「IT大国」として注目され、西側と価値観を共有する「最大の民主主義国」とも礼賛されるインド。実は、事情通ほど「これほど食えない国はない」と不信感が高い。ロシアと西側との間でふらつき、カーストなど人権を侵害し、自由を弾圧する国を本当に信用していいのか？　あまり報じられない陰の部分にメスを入れつつ、キレイ事抜きの実像を検証する。この「厄介な国」とどう付き合うべきか、専門家が前提から問い直す労作。

L800

世界で第何位？　日本の絶望　ランキング集

大村大次郎　著

実は途上国並みの水洗トイレ事情。医師の人数や集中治療室は少ないのに、精神科ベッド数は断トツ世界一。韓国よりも安い賃金、低い製造業の労働生産性、低い大学進学率。子供、若者の自殺大国。外国旅行は「高い買い物」になった日本人……等々、50を超える国際データを比較検証。実質的に世界一の資産大国・債権国ではあるが、少子高齢化が進み、格差が広がる日本の衰退を防ぐ方策はあるか？　データ分析のプロ・元国税調査官が読み解く。

L801

地図バカ

――地図好きの地図好きによる地図好きのための本

今尾恵介　著

「東が上」の京都市街地図／鳥瞰図絵師・吉田初三郎／アイヌ語地名の宝庫／職人技のトーマス・クック時刻表／非常事態の地図……著者は半世紀をかけて、古今東西の地図や時刻表、旅行ガイドブックなどを集めてきた。その〝お宝〟から約100図版を厳選。ある時は超絶技巧に感嘆し、またある時はコレクターの熱意に共感する。身近な学校「地図帳」やグーグルマップを深読みするなど、「等高線が読めない」入門者も知って楽しい、めくるめく世界。

L802

厚生労働省の大罪

――コロナ政策を迷走させた医系技官の罪と罰

上　昌広　著

総理が命じても必死でPCR検査を抑制。執拗に感染者のプライベートを詮索。世界の潮流に背を向け、エアロゾル感染は認めない……。いまとなっては、非科学的としか思えないあの不可解な政策の数々はなんだったのか。だいたい、あの莫大なコロナ関連予算はどこに消えたのか。新型コロナは、日本の厚生行政とムラ社会である医療界が抱えてきた様々な問題を炙り出した。医療界きってのご意見番が、日本の厚生行政に直言する！

L805

人生最後に後悔しないための読書論

齋藤　孝　著

年を重ねた今だからこそ、わかる本がある。博覧強記の齋藤教授が、文学や哲学からマンガまで古今東西の作品をもとに、人生100年時代を充実させるヒントを伝授。谷崎潤一郎の「変態」な記録、闘う美しい高齢者を描く『老人と海』、江戸時代の「健康本」、「三大幸福論」の魅力など。挫折した本に再挑戦するコツ等の「ライフハック読書術」も充実。老後の生活を支えるのは「知性」だ。齋藤式メソッドを身につけて、「老賢者」になろう！

L808

ウイルス学者さん、うちの国ヤバいので来てください。

古瀬祐気　著

地元の医者たちが国外へ逃げ、インフラは停まり、遺体が道に転がる中、僕はリベリアに派遣された――医療資源の乏しいフィリピン、防護服や注射針を使い回すアフリカ、コロナ対策で不夜城と化した霞が関を渡り歩き、ウイルスでパニックになった世界を救う感染症専門家の日常とは？　笑顔の裏に何かを隠し、ときに夜のＢＡＲまで味方にしつつ、型にはまらぬ方法でウイルスと闘う医師による、ドキドキ・アウトブレイク奮闘記。

L809

開業医の正体

――患者、看護師、お金のすべて

松永正訓　著

クリニックはどうやってどう作るの？　お金をどう工面しているの？　収入は？　どんな生活をしているの？　患者と患者家族に思うことは？　上から目線の大学病院にイライラするときとは？　看護師さんに何を求めているの？　診察しながら何を考えているの？　ワケあって開業医になりましたが、開業医って大変です。開業医のリアルと本音を包み隠さず明かします。開業医の正体がわかれば、良い医者を見つける手掛かりになるはずです。

L810

天気でよみとく名画

――フェルメールのち浮世絵、ときどきマンガ

長谷部　愛　著

「悪魔の風」の正体は局地風（ゴッホ《星月夜》）、描かれた雲から降水確率もわかる（フェルメール《デルフト眺望》）、天気の表現でわかる作家の出身地などなど、古今東西の名画やマンガを天気という視点で見直すと、意外な発見に満ちている。画家たちの観察眼は気象予報士よりも凄い!?　さらに、同じ地域でも時代の異なる作品を比較することで、温暖化などの変化に気づくことだってできる。現役気象予報士による美大の人気講義を再現。